EL NUEVO LIBRO

DE LA

cocina dietética

DEL DR. ATKINS

COMPLEMENTO DE LA NUEVA REVOLUCIÓN DIETÉTICA DEL DR. ATKINS

Robert C. Atkins, M.D.,

y Veronica Atkins

Traducción: Omar Amador

LIBROS EN ESPAÑOL
Publicado por Simon & Schuster
NUEVA YORK   LONDRES   TORONTO   SYDNEY

Por favor tenga en cuenta que la información contenida en este libro fue escrita en inglés para el mercado estadounidense y luego traducida. Algunas de las palabras, ingredientes, planes para las comidas, recetas, pruebas e incluso la información nutricional incluidas pueden ser inapropiadas para un público de habla hispana. Sin embargo, usted encontrará que mucha de la información es relevante para ambas culturas y que Atkins puede ser adaptada fácilmente a sus necesidades.

SIMON & SCHUSTER
LIBROS EN ESPAÑOL
Rockefeller Center
1230 Avenue of the Americas
New York, NY 10020

Traducción de Omar Amador

SIMON & SCHUSTER LIBROS EN ESPAÑOL y su colofón son marcas registradas
de Simon & Schuster, Inc.

Para información especial relativa a descuentos especiales para compras de volumen,
por favor póngase en contacto con Simon & Schuster Special Sales en el
1-800-456-6798 o en business@simonandschuster.com.

Diseño de Helene Berinsky

Impreso en los Estados Unidos de América

1   3   5   7   9   10   8   6   4   2

Datos de catalogación de la Biblioteca del Congreso

Atkins, Robert C.
[Quick & easy new diet cookbook. Spanish]
El nuevo libro de la cocina dietética del Dr. Atkins : complemento de la Nueva revolución dietética
del Dr. Atkins / Robert C. Atkins y Veronica Atkins.
p.   cm.
1. Reducing diets—Recipes.   2. Low-carbohydrate diets—Recipes.   I. Atkins, Veronica C.
II. Atkins, Robert C. Nueva revolución dietética de Dr. Atkins. Spanish.   III. Title.

RM222.2.A84518   2005
641.5'635—dc22   2004061567

ISBN 0-7432-6648-X

La información presentada en esta obra no tiene como objetivo ser, de ninguna manera, un consejo médico o un sustituto del consejo médico. La información debe ser usada junto a la guía y el cuidado de su médico. Consulte a su médico antes de comenzar este programa, como lo haría con cualquier programa para perder o para mantener el peso. Su médico debe estar al tanto de todos los problemas de salud que usted pueda tener, así como de los medicamentos y los suplementos que usted está tomando. Aquellos de ustedes que están tomando diuréticos o medicamentos para la diabetes deben proceder solamente bajo la supervisión de un médico. Como con cualquier plan, las fases de pérdida de peso de este plan de nutrición no deben ser usadas por pacientes en diálisis o por mujeres embarazadas o que están dando el pecho.

AUG - 2011

Para mi madre, Emma, quien habría estado muy orgullosa de mí.
Y, por supuesto, a la memoria de mi querido esposo, Robert,
sin quien este libro y el concepto total de la alta
cocina con control de carbohidratos no habría sido posible.

—VERONICA ATKINS

AGRADECIMIENTOS

Un agradecimiento muy especial a…

Mi hermana, Valentina Zimbalkin, cuyo talento culinario siempre he admirado y envidiado secretamente.

Mi amiga Anya Senoret, cuya creatividad va desde la creación de bellas ropas hasta la creación de platos maravillosos.

Nena, quien estaba de visita desde Croacia cuando yo desarrollé estas recetas por primera vez.

Mi sobrina y mi sobrino, Tina y Michael, quienes fueron mis dos "catadores oficiales" cuando tenían ocho y diez años respectivamente, y cuyos veredictos de "chévere" y "bárbaro" me dieron un gran estímulo.

Mi antigua compañera de vivienda, Stella Siu, quien me dio maravillosas indicaciones.

Kathleen Duffy Freud, Bettina Newman y el fallecido Michael Cohn, por su experiencia y ayuda en la edición original de este libro.

De la misma forma, por la edición original, agradezco a mis editores en Simon & Schuster, Fred Hills y Sydny Miner, por su fe y apoyo durante las angustiosas fechas de entrega. Por esta edición, agradezco a la editora principal Caroline Sutton, al editor general Mark Gompertz, el editor en jefe Trish Todd, al subeditor general Chris Lloreda, a la administradora de publicación Debbie Model, a la directora de publicidad Marcia Burch y a la directora de arte Cherlynne Li, entre otros.

Todos los libros son un proyecto de equipo. Esta nueva edición, producida por el personal de Atkins Health & Information Services, supervisada por la directora editorial Olivia Bell Buehl, no fue una excepción. La directora de comidas Stephanie Nathanson trabajó incansablemente para hacer la segunda edición aun mejor que la primera, colaborando con las creadoras de recetas Wendy Kalen, Cynthia DePersio, Grady Best, Mariann Sauvion y Tracey Seaman. Las nutricionistas Colette Heimowitz, M.S., directora de educación e investigación, y Eva Katz, M.P.H., R.D., verificaron todas las recetas.

Sin Erika Sommer, mi coescritora, este libro nunca habría salido a la luz.

También estoy en deuda con Nancy Hancock, quien convenció a Simon & Schuster de que la edición original de este libro "¡tenía que ser!"

Finalmente, quiero darle las gracias a más de un millón de seguidores de Atkins que convirtieron la edición original de este libro en un éxito de ventas, y quienes fueron los primeros en aprender que es posible disfrutar de una comida deliciosa mientras se sigue el Enfoque Nutricional de Atkins.™

Veronica Atkins
Enero de 2004

CONTENIDO

PREFACIO A LA EDICIÓN DE 2004

Atkins ya es conocido por todos

En los siete años desde que este libro fue publicado por primera vez, muchas cosas han sucedido. El doctor Atkins, el primero en promover el estilo de vida con control de carbohidratos, falleció a consecuencia de una caída en abril de 2003. Pero su legado pervive y cada día se afirma más. En el momento de su muerte, el doctor Atkins estaba por fin comenzando a ver, en numerosos estudios investigativos publicados en prestigiosas revistas médicas, la confirmación de su enfoque del control de peso y la buena salud general. En los meses siguientes, ha seguido apareciendo una enorme cantidad de estudios—y de artículos en la prensa popular—que también apoyan ese enfoque, lo que confirma cuán eficaz y sano es seguir el programa Atkins.

Luego de más treinta y cinco años durante los cuales ha sido considerado controversial, el Enfoque Nutricional de Atkins (Atkins Nutritional Approach™) está avanzando hacia el lugar que le corresponde en la conciencia popular. La tendencia dietética de reducción de las grasas y las calorías dominó los últimos veinticinco años del siglo veinte; y en esos años, no por casualidad, las tasas de sobrepeso y obesidad se dispararon, junto con el consecuente aumento de la incidencia de la diabetes tipo 2. Parece que esta tendencia se ha revertido. Más y más personas están acogiendo el sistema de vida de control de carbohidratos de Atkins, al tiempo que se despiden de sus libras de más.

El actual entusiasmo acerca de Atkins hace que éste sea el momento para esta edición totalmente mejorada de *El nuevo libro de la cocina dietética del Dr. Atkins.* Esta edición incluye 50 recetas nuevas que deleitarán sus paladares. Entre ellas están las *Tostadas francesas con almendras*, la *Ensalada César rápida de pollo a la parrilla* y la *Sopa mediterránea de verduras*. Como muchos de los seguidores de Atkins solicitaron más alternativas para el desayuno, hemos creado una sección que les garantizará un comienzo apropiado del día. (Los nombres de las recetas nuevas están listados con una tipografía diferente al comienzo de cada capítulo.) Hemos revisado todas las recetas y hemos hechos ligeros ajustes para que sean más fáciles de seguir y para que los resultados sean aún más sabrosos. También encontrará usted información actualizada sobre nutrición, incluidas las calorías, los gramos de proteínas, grasa y fibras, la cantidad total de carbohidratos y los Carbohidratos Netos.

Los Carbohidratos Netos son, básicamente, los gramos de carbohidratos que permanecen luego que usted sustrae los gramos de fibra del conteo total de carbohidratos. Aunque la fibra es una forma de carbohidrato, no tiene el mismo impacto que tienen el azúcar y la mayoría de los otros carbohidratos sobre el nivel de glucosa de la sangre. Los Carbohidratos Netos son los únicos carbohidratos que sí afectan el azúcar de la sangre y los únicos que usted necesita contar cuando siga la dieta de Atkins.

Finalmente, las recetas tienen ahora un código que indica las fases de Atkins para las que son apropiadas: Inducción, Pérdida de Peso Progresiva (PPP, Ongoing Weight Loss en inglés), Pre–mantenimiento y Mantenimiento de por Vida. En general, las recetas que son apropiadas para la Inducción no contienen más de 7 gramos de Carbohidratos Netos por porción y no contienen frutas, queso fresco, pasta, granos, vegetales con almidón, nueces y semillas o sus mantequillas, ni legumbres. Aquellas recetas que son apropiadas durante la PPP no contienen más de 10 gramos de Carbohidratos Netos y pueden incluir todo tipo de quesos, ciertas frutas, pasta baja en carbohidratos, y nueces y semillas y sus mantequillas. Las recetas que están señaladas para el Pre–mantenimiento y el Mantenimiento de por Vida pueden incluir ingredientes previamente restringidos.

Creemos que estas mejoras hacen que este libro sea más útil a medida que usted pierde el peso que quiere rebajar al mismo tiempo que hace del control de los carbohidratos su estilo de vida permanente.

¡Buen provecho!
—Stephanie Nathanson, Editora de Comidas,
Servicios de Información Médica y de Salud de Atkins

PIERDA PESO, LUZCA DE MARAVILLA
Y DISFRUTE SU COMIDA

por Robert C. Atkins, M.D.

Como la mayoría de las personas, usted enfrenta un problema típico: le encanta la comida y necesita perder peso o quiere mantener su peso actual. Además, a usted no le gusta cualquier comida, sino los alimentos suculentos, ricos y sustanciosos. Y finalmente, usted quiere lucir y sentirse bien, sin dejar de comer bien.

Esto puede constituir un dilema para las personas que siguen un enfoque bajo en carbohidratos. Por suerte, si usted es una de los millones de personas que están siguiendo el programa de Atkins, *puede* lograr ambas cosas al mismo tiempo. Con el uso de este libro de cocina tan especial, las personas que gustan de comer bien aprenderán a crear platos suculentos y a controlar su peso mientras sus amigos, que cuentan las calorías que comen, los observan con envidia. Usted disfrutará de todas las cosas que los otros programas para perder peso le han dicho que evite. No sólo eso; las recetas de este libro tienen un atractivo tan universal que las puede servir en una cena de invitados y nadie adivinará que usted está tratando de bajar de peso, a menos, naturalmente, que decida compartir su "secreto" con los demás.

El Enfoque Nutricional de Atkins no es sólo otra dieta de moda pasajera; por el contrario, se trata de un programa de cuatro fases que se convierte en un estilo de vida permanente basado en comer alimentos naturales e integrales, y en evitar el azúcar, la harina blanqueada y otros carbohidratos refinados, así como todos los grasos *trans* que están dentro de la mayoría de la comida "basura" que contienen los anaqueles de los supermercados.

Por supuesto, aquellos de ustedes que han leído mi éxito de ventas *La nueva revolución dietética del Dr. Atkins* y han probado el programa, saben por experiencia propia que es cierto lo que digo. Para quienes no están tan familiarizados con ese programa, el Enfoque Nutricional de Atkins está específicamente dirigido a corregir el desequilibrio metabólico que es la causa del exceso de peso de las personas.

El exceso de peso, especialmente cuando llega a un nivel significativo, representa un trastorno metabólico identificable que se llama hiperinsulinismo. Los análisis de sangre revelan si usted lo padece. Y si es así, usted puede corregirlo—en realidad, evitarlo—si controla su consumo de carbohidratos. ¿Por qué? Pues porque la insulina inunda el torrente sanguíneo sólo cuando se consumen carbohidratos en exceso, de manera que cuando usted modera su consumo de carbohidratos—y se centra en alimentos llenos de carbohidratos "buenos", como verduras, bayas, semillas y nueces, y después, granos integrales, legumbres y otras frutas—elude totalmente su problema de insulina.

Si reduce su consumo diario de carbohidratos hasta unos 20 gramos de Carbohidratos Netos (total de gramos de carbohidratos menos gramos de fibra), como se hace en la primera fase de Atkins, llamada Inducción, usted normalizará el azúcar de la sangre, tendrá más energía y no experimentará ansias urgentes de comer—todo en dos o tres días. Debido a que su apetito se reduce de esa manera, las porciones moderadas le proporcionarán satisfacción más fácilmente. Al mismo tiempo, comenzará a perder peso, a menudo a un paso bastante rápido. Y como una deliciosa reacción secundaria, verá que reducirá pulgadas de su figura donde más lo desea: en la cintura, las caderas y la barriga.

Durante muchos años, primó la doctrina de la reducción de grasas, que se convirtió en la dieta típica en Estados Unidos. Pero durante los últimos veinte años, los estadounidenses han engordado más. Aunque *chefs* de restaurantes, autores de libros de cocina y dietistas, entre otros, intentaban convencernos de que una dieta baja en grasas es agradable—o puede ser convertida en algo satisfactorio—nuestros estómagos no pensaban así. Todo el mundo en el país siempre tenía hambre y, en nuestro deseo de evitar las grasas, recurrimos a comidas y meriendas con cada vez más carbohidratos. Como el síndrome del restaurante chino, teníamos hambre una hora después, lo que significaba que consumíamos aun más comidas con exceso de carbohidratos.

Para que dé buenos resultados, cualquier programa de pérdida de peso debe ser un plan de alimentación de por vida. El desequilibrio metabólico que conduce al sobrepeso no desaparece; por ello, su manera de comer siempre debe estar en control de ese trastorno. Otros libros de cocina esperan que usted viva el resto de su vida comiendo alimentos sosos y sin grasa. Esas recetas bajas en grasas no funcionan debido a que la grasa natural crea, traduce e intensifica el sabor, lo que hace que usted llegue a sentir satisfacción y llenura. No se puede engañar al cuerpo, ni a sus papilas del gusto. Imagínese una vida sin mantequilla, sin aceite de oliva, sin crema, sin la crujiente piel del pollo asado o sin un sabroso bistec con vetas de grasa. Por eso fallan tantos otros programas para perder peso. Los requisitos son tan rigurosos y tan aburridos que nadie puede seguirlos durante mucho tiempo.

Este libro está diseñado para servirle a usted de guía hacia una revolución en la alimentación, lo que yo llamo una "nueva revolución dietética". Al usar las recetas de este extraordinario libro, usted cocinará y disfrutará platos hechos de verdaderas comidas creadas por mi esposa, Veronica. Yo, a quien no hay nada que le gusta más que una buena comida, soy su admirador número uno. Sus recetas desafían las de cualquier restaurante o revista de comidas *gourmet*. Cuando usted pruebe sus creaciones, se dará cuenta de lo que se ha estado perdiendo. Adoro la fascinante paradoja de que la comida que lo ayuda a controlar su peso puede ser mejor, más sustanciosa y suntuosa que la mayoría de las comidas cotidianas.

Debido a que sentarse a cenar juntos constituye un precioso momento para cualquier familia, Veronica ha tenido la inteligencia de crear comidas apetitosas que pueden prepararse en 30 minutos o menos. Esto le permitirá a usted concentrarse en la buena comida y la maravillosa compañía cuando disfrute de cenas con su familiares y sus amistades. En eso es, en realidad, en lo que consiste comer.

LA MEJOR COMIDA QUE USTED
HAYA PROBADO JAMÁS

por Veronica Atkins

El Dr. Robert C. Atkins y yo desarrollamos este libro no sólo para estimular su apetito, sino también para darle los conocimientos para que viva una vida baja en carbohidratos. No quiero que usted sienta que está a dieta. Por el contrario, debe disfrutar de la variada y suculenta cocina que ofrece el programa de Atkins.

Este libro también ha sido diseñado para el atareado cocinero o cocinera del hogar, de forma que todas las recetas pueden hacerse en 30 minutos o menos. Estos platos son tan satisfactorios como deliciosos, tan nutritivos como sustanciales, y tan fáciles de preparar como adaptables. En estas recetas no escatimé sabores ni ingredientes, ya que no tenía que hacerlo, y con lo que significa para mí la comida no me hubiese permitido hacerlo.

A lo largo de mi vida, la comida ha jugado un papel crucial. Durante mi infancia en la Europa de posguerra, la comida era muy escasa, pero mi familia seguía disfrutando de platillos maravillosamente creativos. Como cantante de ópera, viví en muchos países de tradiciones culinarias únicas y descubrí numerosas comidas y sabores. Luego, en Estados Unidos, conocí a un alma gemela, un médico innovador, que veía la comida como algo mucho más poderoso que un simple sustento.

Mi matrimonio y mi labor con el doctor Atkins y su revolucionario programa de control de los carbohidratos fueron una continuación natural de mi romance de toda una vida con la comida. Comencé a crear recetas bajas en carbohidratos que eran deliciosas y fáciles de hacer. Todos nuestros amigos querían conocer mis secretos. Pero cuando se cocina para mantener bajos los carbohidratos, no se necesita un complicado enfoque secreto. Tan sólo unos sencillos pasos le pueden encaminar hacia el logro de un método saludable de cocinar que durará toda su vida.

Le sorprenderá lo fácil que resulta modificar sus propias recetas para crear un menú bajo en carbohidratos. La mayoría de los platos principales se adaptan fácilmente al método de alimentación de Atkins, ya que casi todos están basados en proteínas. Las recetas incluidas en este libro están entre mis favoritas, y después de prepararlas usted aprenderá a modificar sus propios platos principales favoritos para que se ajusten a la perfección a su nueva vida con control de carbohidratos.

Los platos de verduras se pueden modificar casi con la misma facilidad. Todo lo que usted tiene que hacer es mantener una lista de las verduras que se aceptan en la etapa de Inducción. A medida que avanza a través de las tres fases que culminan en el Mantenimiento de por Vida, usted volverá a agregar poco a poco la mayoría de los alimentos a sus comidas, aunque las porciones serán pequeñas y ciertos alimentos deben comerse sólo muy de vez en cuando. Los únicos alimentos que siguen prohibidos son el azúcar, la harina blanqueada, los grasos trans (aceites hidrogenados y parcialmente hidrogenados) y otros alimentos altamente procesados. También he tratado de hacer los platos de verduras con más sabor y más suculentos, de manera que sean capaces de constituir por sí mismos el plato principal de una cena.

Los panes y los postres son más difíciles de modificar, pero no es imposible. Al ir probando diferentes sustitutos de los ingredientes, he descubierto las mejores combinaciones para crear deliciosos postres horneados bajos en carbohidratos. Por suerte, ahora hay más comidas e ingredientes bajos en carbohidratos que nunca, algunos fabricados por nuestra compañía, Atkins Nutritionals. Algunos de estos son especialmente apropiados para cuando cocine postres horneados.

Pero sobre todo, la meta de este libro no consiste realmente en perder peso, ni siquiera en mantener su objetivo de peso luego de haberlo alcanzado. Este libro trata de verdaderos alimentos, de comidas suculentas. Yo los estimulo a todos ustedes a que exploren sus paladares, a que prueben nuevos sabores y a que vean el cocinar como una diversión y no como una tarea. El arte culinario ha decaído en años recientes y, debido a que todos tenemos tan poco tiempo disponible, las comidas preparadas aguardan por nosotros en las estanterías como una solución rápida. Pero todo está cambiando enormemente. ¡La gente está pidiendo un cambio, no sólo en gusto sino también en calidad! Quieren comidas muy sabrosas, pero que también sean saludables. El siglo veintiuno ha traído la revolución de los carbohidratos bajos. También es el momento de un renacimiento en la cocina casera, y no hay cocina más conveniente que el tipo que es apropiado para el Enfoque Nutricional de Atkins. Este libro cambiará su percepción del cocinar y del control de peso. Usted llegará a ver este estilo de comer no como una "dieta" que usted empieza y luego termina, sino como un viaje para toda la vida, no como una dolorosa experiencia, sino como un placer constante.

Estrategias rápidas y fáciles para cocinar

Si usted cocina todos los días, su cocina debe ser sencilla y bien organizada. Y cuando se controla la alacena y el refrigerador, controlar el peso se hace también mucho más fácil. A continuación le ofrecemos algunas sugerencias prácticas para reprogramar su cocina con el objetivo de adaptarla a su estilo de vida bajo en carbohidratos.

Una casa limpia

¡Deshágase de las tentaciones! Posiblemente una gran cantidad de carbohidratos sin nutrientes le acechan en su cocina: galletitas, migas de pan, papitas fritas, caramelos, mermeladas y cosas por el estilo. No tiene que eliminarlos todos, pues tal vez otras personas de su hogar no están siguiendo la dieta de Atkins. Las recetas de este libro son apropiadas para toda la familia, pero quienes consumen una mayor cantidad de carbohidratos pueden añadir, a un lado del plato principal que usted ha preparado, algunos que son nutritivos, por ejemplo más verduras, más pan de grano integral, arroz moreno y otros alimentos semejantes.

Lo que sí debe hacer es reunir todos estos alimentos carbohidratados deficientes en elementos nutritivos y colocarlos en un lugar separado de su alacena o su refrigerador. Cuando cocine las recetas de este libro, le conviene que sus estantes de la cocina estén llenos de alimentos sabrosos y bajos en carbohidratos. Si todos los miembros de su hogar están siguiendo la dieta de Atkins, o si usted vive solo, por supuesto que puede librarse de una vez y por todas de esas tentaciones llenas de carbohidratos.

Controle su semana

Usted sólo necesita un poco de planificación para preparar una serie de elementos sencillos que le rendirán para la alimentación durante toda la semana. Si prepara unas cuantas salsas el domingo, cuando es probable que tenga más tiempo libre, puede combinarlas con alimentos proteínicos básicos (pollo, carne de res, pescado y otros por el estilo; vea las páginas 221–222 para tener una lista completa) o con sobras de comidas durante la semana. Al final, logrará reunir una variedad de sabrosos platos, ideales para las noches de la semana cuando tenga mucho que hacer. Naturalmente, si lo prefiere puede preparar las salsas en el momento en que las va a usar.

Por ejemplo, si prepara Pesto de Albahaca (página 169), puede servirlo con pollo a la parrilla el primer día, usarlo en una omelette con queso mozzarella al día siguiente y luego, otro día, añadir una cucharada a su ensalada de atún. Así que si prepara una cuantas salsas o aliños al comienzo de la semana, sus comidas tendrán más sabor y variedad.

De compras

La base del Enfoque Nutricional de Atkins son ingredientes frescos y saludables, la mayoría de los cuales se puede comprar en su supermercado local. En realidad, sus visitas al supermercado serán más cortas y sencillas cuando compre para seguir este tipo de dieta. Mi experiencia me ha enseñado que los ingredientes frescos están colocados, por lo general, en el perímetro del mercado, donde están situadas las verduras, las carnes y los productos lácteos. Trate siempre de comprar alimentos frescos, naturales y sin procesar; cada vez que pueda, compre alimentos orgánicos que han sido cultivados sin hormonas ni pesticidas. Tal vez le hará falta ir, más o menos una vez al mes, a una tienda especializada en productos naturistas para encontrar ingredientes específicos. Según el lugar donde usted viva, es posible que no pueda encontrar en su área algunos ingredientes; sin embargo, la mayoría puede conseguirse ordenándolos por correo. Atkins Nutritionals ofrece muchos productos bajos en carbohidratos en www.atkins.com y en el catálogo impreso. (Llame al 1-800-6-ATKINS y pida un catálogo.)

Equipos

Para cocinar rápida y fácilmente, su cocina debe contar con algunos equipos de uso sencillo y que le ahorrarán tiempo. Estas pocas adiciones al arsenal básico de cacerolas, cazuelas y ollas pueden reducir en gran medida tanto el tiempo de preparación como el de cocción.

PROCESADOR DE ALIMENTOS: este artículo indispensable en cualquier cocina le permite crear innumerables platos, y le evita tener que depender de salsas y aliños embotellados y de sopas enlatadas.

MOLDECITOS PARA HORNEAR: estos moldecitos, excelentes para hornear porciones individuales, son platillos pequeños resistentes al horno que también reducen el tiempo de cocción.

SARTÉN RESISTENTE A LAS LLAMAS: esta pieza flexible ofrece la comodidad de poder pasar un plato directamente de la hornilla de la estufa hacia el horno; es indispensable para crear una impecable frittata.

MOLDES PARA PANCITOS TIPO MUFFIN: los moldes para pancitos tipo muffin resultan útiles para ayudar a controlar los carbohidratos y las porciones, además de que reducen el tiempo de enfriamiento que se necesita para los panes de cocción rápida.

MEZCLADORA DE MANO: este es el utensilio ideal para batir sopas y salsas hasta hacerlas puré. En lugar de pasar los líquidos a una mezcladora típica, todo lo que tiene que hacer es introducir la cuchilla mezcladora dentro de la olla o la cacerola.

TERMÓMETRO DE LECTURA INSTANTÁNEA: este utensilio minúsculo permite cocinar con precisión los alimentos proteínicos. Cuando la temperatura le está sirviendo de guía para cocinar, esto le asegura que la comida se cocina lo suficiente como para matar todos microorganismos, pero tampoco tanto como para que se endurezca o se seque.

CARBOHIDRATOS OCULTOS

Hasta no hace mucho tiempo, era difícil calcular el verdadero contenido de carbohidratos de muchos alimentos. Pero ahora que las leyes exigen las etiquetas de contenidos, los "gramos de carbohidratos por porción" se muestran claramente en la etiqueta de Datos de Nutrición (*Nutrition Facts*) que traen todas las comidas procesadas. Al evaluar los carbohidratos, asegúrese de considerar el tamaño de su porción (está usualmente en la parte superior de la etiqueta). Muy a menudo la porción, por la cual se miden los gramos de carbohidratos, es sólo una pequeña porción del total. Como esto puede resultar muy engañoso, usted tiene que leer todas las etiquetas con mucho cuidado. Por regla general, cuando una etiqueta indica que una porción tiene "menos de 1 gramo de carbohidrato", cuéntela como un gramo entero, ya que puede ser hasta 0.99 por ciento de un gramo. Cuando se trata del conteo de carbohidratos, siempre es preferible sobrevalorar.

Recuerde que cuando se sigue la dieta de Atkins, los únicos carbohidratos que usted necesita contar son los Carbohidratos Netos, los que puede calcular si sustrae los gramos de fibra del total de gramos de carbohidratos. (Vea las páginas 7–8 para más información sobre los Carbohidratos Netos.)

Puede que le sorprendan algunas comidas en las cuales acechan los carbohidratos. He aquí algunas de las que debe vigilar:

• Carnes frías, aliños de ensalada embotellados, imitación de mayonesa, salsa de tomate (*ketchup*), pepinillos dulces, pepinillos agrios y quesos de dieta. A menudo a estos alimentos se les han añadido azúcares o almidones.

- Salsas preparadas. Con frecuencia a estos aditamentos se les agregan almidones para espesarlos, o se endulzan con azúcar o almíbar de maíz.

- Productos "sin azúcar". Aunque algunos productos quizás no contengan azúcar, sí tienen edulcorantes calóricos, como son almíbar de maíz, almíbar de azúcar de caña, azúcar de dátil, miel y melaza. Revise los ingredientes cuidadosamente.

- Productos lácteos. Recuerde que, por regla general, mientras más bajo sea el contenido de grasa de un producto lácteo, más alto es su contenido de carbohidratos. La crema contiene menos carbohidratos que la leche descremada; la leche agria tiene menos que el yogur.

- La goma de mascar, las mentitas para el buen aliento, las pastillas y los jarabes para la tos. Todos estos contienen a menudo azúcar y carbohidratos.

- Los alimentos "bajos en grasa" y "sin grasa". La reducción de grasa a menudo significa que se han añadido más azúcares y carbohidratos.

Para obtener una lista de los productos de Atkins Nutritionals que se incluyen en las recetas, pase a la página 230. Los productos alimenticios de Atkins bajos en carbohidratos pueden encontrarse en los mercados de víveres, en las tiendas de productos naturistas y en muchos otros sitios. Vaya a www.atkins.com para encontrar una tienda que le quede cerca.

Sugerencias para reducir el contenido de carbohidratos de otras recetas

- Consulte la lista de Alimentos Aceptables al final de este libro (páginas 221–227) para obtener información acerca de los alimentos que puede comer en la fase de Inducción de Atkins.

- Para espolvorear una masa, use Atkins Quick Quisine™ Bake Mix, harina de soya, harina de tofú o nueces o semillas molidas en lugar de harina blanqueada.

- Use coliflor mojada, no papas, para espesar las salsas. Y tenga a mano un espesador bajo en carbohidratos (como el espesador ThickenThin™ Not Starch).

- Las cebollas amarillas o blancas tienen más carbohidratos que las cebollas verdes (cebollinos); durante la Inducción, le convendría usar cebollinos en pequeñas cantidades o, en su lugar, añadir un poquito de cebolla en polvo.

- Cuando una receta contiene varias verduras, consulte la lista de verduras bajas en carbohidratos (página 224). Si está usted en la etapa de Inducción o en la de Pérdida de Peso Progresiva (Ongoing Weight Loss), elimine de la receta las verduras que no están en la lista y sustitúyalas por otras que sí están.

- Cambie la proporción de verduras y proteínas. En la Inducción, reduzca la cantidad de verduras y aumente la cantidad de proteínas.

- En las recetas que requieren un empanizado exterior, use una mezcla de nueces finamente picadas y Atkins Quick Quisine™ Bake Mix. O haga sus propias migas con pan bajo en carbohidratos.

- Para las pastas que se untan y los dips, use elegantes hojas enteras de endibias, huevos duros o frittatas sencillas, cortadas en cuñas, en lugar de galletitas o pan. O use panes y galletitas bajos en carbohidratos.

- La mayoría de los quiches y otros platos de huevos horneados pueden hacerse sin la corteza. Sencillamente, engrase bien con mantequilla el molde y vierta la mezcla de huevos directamente en ellos.

- Experimente con sustitutos del azúcar. Le recomendamos sucralosa (que se vende en el mercado como Splenda©) o sacarina (que se vende como Sweet'N Low®). Algunos otros edulcorantes pierden su sabor dulce cuando se calientan.

Guía rápida y fácil para *El nuevo libro de la cocina dietética*

Este libro de cocina es el complemento de *La nueva revolución dietética del Dr. Atkins,* el cual ofrece una explicación detallada de las cuatro fases del Enfoque Nutricional de Atkins y los principios científicos en que se basa. Cuando use este libro, tenga en cuenta que el buen resultado que usted obtenga al hacer la dieta de Atkins depende del conteo preciso del número total de gramos de Carbohidratos Netos que consuma durante un día. Por lo tanto, debe determinar cuántos Carbohidratos Netos hay en cada una de sus comidas; luego, para asegurar que no sobrepasa su límite de carbohidratos, sume los carbohidratos adicionales que haya consumido en forma de meriendas o postres. Para este libro hemos creado recetas apropiadas para cada fase de Atkins, y cada receta está diseñada para las fases para las que es apropiada. A continuación, le damos algunas indicaciones breves que usted debe tener en cuenta cuando seleccione una receta.

- Durante la *Inducción,* no debe consumir más de 20 gramos de carbohidratos netos al día. En este fase usted come sobre todo proteínas, grasas naturales, verduras para ensalada y otros vegetales bajos en carbohidratos. Pero recuerde: usted debe seguir esta fase solamente durante un mínimo de dos semanas. Luego de dos semanas, puede decidir pasar a la próxima etapa o continuar con la Inducción si le queda mucho peso por perder.
- Durante la *Progresiva,* usted necesita hallar su propio Nivel Crítico de Carbohidratos Mantenimiento (NCCM), que corresponde a Critical

Carbohydrate Level for Losing (CCLL), según se explica en *La nueva revolución dietética del Dr. Atkins*. Gradualmente, usted volverá a reincorporar a su dieta más verduras bajas en carbohidratos, bayas, nueces y semillas. La mayoría de las personas ha hallado que su nivel de NCCM es de 30 a 50 gramos de Carbohidratos Netos al día.

- Durante el *Pre–mantenimiento,* la pérdida de peso se reduce considerablemente hasta que usted alcance, y luego mantenga, su meta de peso durante al menos un mes. La mayoría de las personas pueden reincorporar porciones ocasionales y moderadas de otras frutas, granos integrales, legumbres y vegetales con almidón.

- Durante el *Mantenimiento de por Vida,* usted, sencillamente, mantiene su meta de peso gracias al control continuado de su consumo de carbohidratos.

No olvide pensar en términos de gramos totales de Carbohidratos Netos por comida y por día. En la Inducción, la mayoría de las personas encuentra útil ponerse como meta unos 4 gramos en el desayuno, 5 en el almuerzo y 8 en la cena. Esto le da la libertad de consumir un par de meriendas bajas en carbohidratos entre las comidas.

Si usted cree que nuestras recetas son sabrosas y útiles, como creemos que sucederá, también disfrutará las recetas que aparecen en *La nueva revolución dietética del Dr. Atkins* y en *El nuevo libro de cocina de la dieta del Dr. Atkins*. El sitio Web de Atkins también está desarrollando siempre nuevas recetas. Vaya a www.atkins.com, donde también podrá suscribirse para recibir el folleto electrónico quincenal sobre comidas y recetas *Atkins Food & Recipe Newsletter*.

APERITIVOS

Rollitos de salmón ahumado

Paté de hígado de pollo con clavos

Huevos endiablados

Huevos rellenos al curry

Natillas de queso de cabra horneado y queso ricota

Rollitos de calabacita con queso de cabra

Corazones de alcachofa envueltos en tocino

Guacamole

Mezcla saladita de nueces

Queso mozzarella adobado

Cuadritos de caponata y queso de cabra

ROLLITOS DE SALMÓN AHUMADO

stos elegantes bocadillos aperitivos son delicados y están repletos de sabor. Si lo desea, sírvalos con una gotas de zumo de limón.

TIEMPO DE PREPARACIÓN: 10 MINUTOS
DA 4 PORCIONES

4 onzas de salmón ahumado en
  rebanadas muy finas
2 cucharadas de crema de rábano
  picante (*página 161*)

1 cucharada de alcaparras
1 cucharadita de eneldo fresco
  picadito

1. Corte el salmón en tiras de 1 pulgada.

2. Coloque un montoncito de crema de rábano picante en cada extremo de cada tira de salmón. Póngale encima una alcaparra y espolvoréelas con un poco de eneldo.

3. Enrolle las tiras de salmón como si fueran brazos gitanos (piononos) y asegúrelas con palillos. Sírvalas inmediatamente.

POR PORCIÓN
*carbohidratos: 0 gramos; Carbohidratos Netos: 0 gramos; fibra: 0 gramos;
proteína: 5 gramos; grasa: 2.5 gramos; calorías: 47*

FASES 1–4

PATÉ DE HÍGADO DE POLLO CON CLAVOS

El paté es un aperitivo elegante y que no pasa de moda; además es un bocadillo delicioso y fácil de preparar. Para lograr una versión de lujo de los tradicionales huevos endiablados, trate de rellenar con él claras de huevo cocidas.

TIEMPO DE PREPARACIÓN: 15 MINUTOS •
TIEMPO DE COCCIÓN: 10 MINUTOS
DA 4 PORCIONES (RINDE EN TOTAL: ⅓ DE TAZA)

½ libra de hígados de pollo

2 cucharadas de mantequilla, ablandada

2 cucharadas de cebolla rallada

2 cucharaditas de vino de Jerez seco (opcional)

¼ de cucharadita de mostaza en polvo

⅛ de cucharadita de clavos molidos

1 pizca de pimienta de Cayena (chile piquín)

sal y pimienta al gusto

1. Coloque los hígados de pollo en una cacerola pequeña. Añada bastante agua hasta que los cubra, hierva y luego baje el fuego. Cocínelos a fuego lento, tapados, durante 5 a 8 minutos, o hasta que se cocinen totalmente. Escurra el agua y pase los hígados a una procesadora de alimentos.

2. Añada la mantequilla, la cebolla, el jerez (si lo usa), la mostaza, los clavos, la pimienta de Cayena, la sal y la pimienta. Hágalos puré, raspando los lados de la procesadora, hasta que la mezcla se ponga suave, aproximadamente durante 1 minuto. Pase el paté a un recipiente de servir y colóquelo en el refrigerador durante 10 minutos. Sírvalo inmediatamente, o guárdelo en el refrigerador, bien tapado, durante un máximo de 3 días.

POR PORCIÓN
carbohidratos: 2.5 gramos; Carbohidratos Netos: 2.5 gramos; fibra: 0 gramos; proteína: 10.5 gramos; grasa: 8 gramos; calorías: 125

FASES 1—4

HUEVOS ENDIABLADOS

*U*sted puede duplicar o triplicar fácilmente la receta de estos huevos rellenos de intenso sabor. Cuando los sirva a un grupo de personas, ¡desaparecerán
rápidamente!

TIEMPO DE PREPARACIÓN: 15 MINUTOS •
TIEMPO DE COCCIÓN: 15 MINUTOS
DA 4 PORCIONES

4 huevos cocidos

1 cucharada de apio picado

1 cucharada de cebollinos
finamente picados (sólo la parte
blanca)

1 cucharada de mayonesa

2 cucharaditas de alcaparras
escurridas

½ cucharadita de mostaza Dijon

sal y pimienta al gusto

páprika y perejil de hoja plana
picado, o eneldo fresco picado
para adornar

1. Corte los huevos por la mitad. Con una cuchara, saque las yemas y
échelas en un tazón. Separe las claras y déjelas intactas.

2. Añada el apio, los cebollinos, la mayonesa, las alcaparras, la mostaza,
la sal y la pimienta a las yemas de huevo. Mézclelos bien.

3. Divida en porciones iguales la mezcla de las yemas entre las claras
separadas y coloque las yemas sobre las claras en pequeños montículos. Si
lo desea, adorne con páprika y perejil o eneldo. Sírvalos inmediatamente, o
colóquelos en el refrigerador, tapados, durante un máximo de tres días.

POR PORCIÓN

*carbohidratos: 1 gramo; Carbohidratos Netos: 1 gramo; fibra: 0 gramos;
proteína: 7.5 gramos; grasa: 8.5 gramos; calorías: 111*

FASES 1–4

HUEVOS RELLENOS AL CURRY

*E*sta variación de los huevos endiablados combina bien con verduras cortadas en trozos, como pimientos verdes, apio, rábanos picantes y jícama.

TIEMPO DE PREPARACIÓN: 15 MINUTOS •
TIEMPO DE COCCIÓN: 15 MINUTOS
DA 4 PORCIONES

4 huevos cocidos
1 cucharada de mayonesa
1 cucharadita de mostaza Dijon
½ cucharadita de curry en polvo

1 pizca de pimienta de Cayena
(chile piquín)
sal y pimienta al gusto

1. Corte los huevos por la mitad. Con una cuchara, saque las yemas y échelas en un tazón. Separe las claras y déjelas intactas.

2. Añada la mayonesa, la mostaza, el curry en polvo, la pimienta de Cayena, la sal y la pimienta a las yemas de huevo. Mézclelos bien.

3. Divida en porciones iguales la mezcla de las yemas entre las claras separadas y coloque las yemas sobre las claras en pequeños montículos. Sírvalos inmediatamente, o guárdelos en el refrigerador, tapados, durante un máximo de 1 día.

POR PORCIÓN
carbohidratos: 1 gramo; Carbohidratos Netos: 1 gramo; fibra: 0 gramos; proteína: 6.5 gramos; grasa: 8 gramos; calorías: 105

FASES 1–4

NATILLAS DE QUESO DE CABRA HORNEADO Y QUESO RICOTA

Estas sabrosas natillas envueltas en hojas de espinacas y luego horneadas en moldes individuales constituyen un maravillosa primer plato para la cena o como plato principal para un almuerzo. Sírvalo sobre verduras mixtas.

**TIEMPO DE PREPARACIÓN: 20 MINUTES •
TIEMPO DE HORNEADO: 30 MINUTOS
DA 4 PORCIONES**

mantequilla para engrasar los
   moldes
1 taza de queso ricota de leche sin
   desgrasar
6 onzas de queso de cabra fresco
2 huevos, ligeramente batidos
3 cucharadas de queso parmesano
   rallado

3 cucharadas de nueces picadas
2 cucharadas de albahaca fresca
   picada
sal y pimienta al gusto
12 hojas grandes de espinaca, sin
   tallos y lavadas

1. Precaliente el horno a 350°F. Engrase cuatro moldecitos de 5 onzas con bastante mantequilla.

2. Combine el queso ricota, el queso de cabra, los huevos, el queso parmesano, las nueces, la albahaca, la sal y la pimienta. Mézclelos bien.

3. Forre cada moldecito con tres hojas de espinaca. Añada la mezcla de quesos a los moldecitos, llénelos hasta ¾ y hornéelos durante 30 minutos. Deje que se refresquen durante 5 minutos.

4. Para servir, coloque un plato de servir pequeño encima de cada moldecito y voltéelos boca abajo; corte los trozos de espinaca que se salgan del borde. Déle golpecitos al fondo de cada molde y retírelo para que se suelte la natilla. Cada moldecito debe despegarse con facilidad. Sirva las natillas inmediatamente.

POR PORCIÓN
carbohidratos: 4.5 gramos; Carbohidratos Netos: 3.5 gramos; fibra: 1 gramo; proteína: 21 gramos; grasa: 24.5 gramos; calorías: 321

FASES 2—4

ROLLITOS DE CALABACITA
CON QUESO DE CABRA

En lugar de queso de cabra, usted también puede usar otro queso suave, como queso crema o queso ricota.

TIEMPO DE PREPARACIÓN: 10 MINUTOS •
TIEMPO DE COCCIÓN: 5 MINUTOS
DA 4 PORCIONES

1 calabacita (zucchini) grande, cortada a lo largo en ocho rebanadas de ⅜ pulgadas de ancho

2 cucharadas de aceite de oliva

2 onzas de queso de cabra suave

2 cucharadas de tomate picado

2 cucharadas de perejil de hoja plana fresco, picado

sal y pimienta al gusto

1. Precaliente la parrilla o el asador del horno. Cepille las rebanadas de calabacita con aceite y póngalas a la parrilla o áselas en el horno durante 2 a 3 minutos por cada lado, hasta que estén ligeramente doradas. Deje que la calabacita se refresque un poco.

2. Unte 1½ cucharaditas de queso de cabra en cada rebanada de calabacita. Colóqueles encima 1 cucharadita de tomate picado y 1 cucharadita de perejil, y sazone con sal y pimienta.

3. Enrolle las rebanadas de calabacita como si fueran brazos gitanos (piononos) y asegúrelas con un palillo. Sirva inmediatamente.

POR PORCIÓN
carbohidratos: 3 gramos; Carbohidratos Netos: 2 gramos; fibra: 1 gramo; proteína: 3.5 gramos; grasa: 10 gramos; calorías: 111

FASES 1−4

CORAZONES DE ALCACHOFA ENVUELTOS EN TOCINO

*C*uando lleguen amistades a su casa inesperadamente, usted apreciará lo fácil y rápido de preparar que es este bocadillo de dos ingredientes.

TIEMPO DE PREPARACIÓN: 15 MINUTOS •
TIEMPO DE COCCIÓN: 10 MINUTOS
DA 4 PORCIONES

½ libra de tocino en rebanadas
   finas
dos latas de 14 onzas de corazones
   de alcachofa, escurridos y
   cortados a la mitad, o un
   paquete de 10½ onzas de
   corazones de alcachofa
   congelados, descongelados y
   cortados a la mitad

1. Precaliente el horno. Corte las rebanadas de tocino a la mitad y colóquelas sobre una bandeja de hornear. Áselas durante 3 minutos. Déjelas que se refresquen.

2. Cuando el tocino esté lo bastante fresco como para tomarlo con la mano, envuelva cada mitad de alcachofa en un trozo de tocino, con el lado asado hacia adentro, y asegúrelo con un palillo. Áselos durante 4 a 5 minutos, o hasta que el tocino se ponga oscurito y crujiente. Sirva inmediatamente.

POR PORCIÓN
carbohidratos: 11.5 gramos; Carbohidratos Netos: 2.5 gramos; fibra: 9 gramos; proteína: 10 gramos; grasa: 10 gramos; calorías: 164

FASES 1–4

GUACAMOLE

*E*l guacamole no es solamente una pasta que sirve de dip. Esta picante especialidad mexicana constituye una sabrosa adición para una omelette, o un colorido acompañamiento sobre el cual se puede colocar pollo a la parrilla.

TIEMPO DE PREPARACIÓN: 15 MINUTOS
DA 4 PORCIONES

2 aguacates Hass, cortados en cubitos

⅔ de taza de cebolla finamente picada

⅔ de taza de tomate finamente picado

½ pimiento (chile) jalapeño, finamente picado, o más, según el gusto

5 cucharadas de cilantro fresco picado

2 cucharadas de zumo fresco de lima

2 cucharadas de aceite de oliva

sal y pimienta al gusto

Combine todos los ingredientes en un tazón y mézclelos cuidadosamente. Sirva inmediatamente o refrigere, tapado, durante un máximo de 2 días.

POR PORCIÓN
carbohidratos: 12 gramos; Carbohidratos Netos: 6 gramos; fibra: 6 gramos; proteína: 3 gramos; grasa: 22.5 gramos; calorías: 242

FASES 1−4

MEZCLA SALADITA DE NUECES

Sazonado con mantequilla, con un poco de calor y una pizca de especias, esta adictiva mezcla para cócteles es muy fácil de preparar.

TIEMPO DE PREPARACIÓN: 10 MINUTOS •
TIEMPO DE COCCIÓN: 15 MINUTOS
DA 10 PORCIONES

---

1 lata de 12 onzas de una mezcla de nueces de cóctel, tostadas y sin sal

4 tazas de palomitas de maíz, ya cocinadas

3 cucharadas de mantequilla, derretida

2 cucharaditas de tomillo fresco picadito

1 cucharadita de sal autorizada por la ley judía (kosher)

¼ de taza de pimienta de Cayena (chile piquín)

¼ de taza de ajo en polvo

1. Precaliente el horno a 275°F. Mezcle las nueces y las palomitas con la mantequilla en una cacerola para asar grande. Espolvoréeles el tomillo uniformemente. Combine la sal, la pimienta de Cayena y el ajo en polvo. Espolvoréeelos sobre la mezcla de las nueces y revuélvalos bien.

2. Hornee durante 15 minutos. Pase todo a una hoja grande de papel encerado y deje que se refresque. Guárdelo en un recipiente hermético.

POR PORCIÓN
carbohidratos: 11 gramos; Carbohidratos Netos: 7 gramos; fibra: 4 gramos; proteína: 6.5 gramos; grasa: 22 gramos; calorías: 255

FASES 3 Y 4

QUESO MOZZARELLA ADOBADO

El queso mozzarella fresco se vende en las fiambrerías (delis) y en muchos supermercados. Si no lo puede encontrar, puede usar el tipo empaquetado que venden en la sección de productos lácteos.

TIEMPO DE PREPARACIÓN: 10 MINUTOS •
TIEMPO DE MARINADO: 2 HORAS
DA 8 PORCIONES

½ taza de aceite de oliva extra virgen

1 cucharadita de orégano fresco picadito

1 diente grande de ajo picadito

¼ de cucharadita de hojuelas secas de pimiento o ají (chile) rojo

¼ de cucharadita de pimentón rojo (páprika) dulce

1 libra de queso mozzarella fresco, cortado en cubos de ¾ de pulgada

1. En un plato llano y grande, combine todos los ingredientes menos el queso mozzarella.

2. Añada el queso mozzarella y déle vueltas hasta cubrirlo por todos lados. Déjelo descansar, tapado, a temperatura ambiente durante 2 horas antes de servirlo.

POR PORCIÓN
carbohidratos: 3 gramos; Carbohidratos Netos: 3 gramos; fibra: 0 gramos; proteína: 7 gramos; grasa: 13.5 gramos; calorías: 162

FASES 1−4

CUADRITOS DE CAPONATA Y QUESO DE CABRA

La picantita caponata (pasta de berenjena y aceitunas) y el queso de cabra dulzón constituyen una maravillosa combinación de sabores. La berenjena italiana tiene un gusto más suave que su parienta de mayor tamaño y no necesita salarse antes de cocinarse.

**TIEMPO DE PREPARACIÓN: 10 MINUTOS •
TIEMPO DE COCCIÓN: 10 MINUTOS
DA 4 PORCIONES**

1 cucharada de aceite de oliva

1 berenjena italiana pequeña (alrededor de 5 onzas), cortada en cubitos de ⅓ de pulgada

¼ de taza de aceitunas negras encurtidas en aceite, sin semillas y cortadas en rodajas

2 cucharaditas de pasta de tomate

1 cucharadita de vinagre de vino tinto

sal y pimienta al gusto

2 rebanadas de pan Atkins Bakery™ Ready-to-Eat Sliced White Bread, tostado

2 onzas de queso de cabra, cortado en 8 trozos

1. Caliente el aceite en una sartén pequeña a fuego medio. Añada la berenjena y cocine durante 5 minutos, o hasta que se ablande. Añada las aceitunas, la pasta de tomate y el vinagre. Mezcle bien y cocine durante 5 minutos más. Añada la sal y la pimienta. Deje que se enfríe a temperatura ambiente.

2. Precaliente el asador del horno. Corte cada tostada en cuatro cuadros. Coloque encima de cada cuadrado ⅛ de la mezcla de berenjena y 1 trozo de queso de cabra. Coloque los cuadrados debajo del asador durante 20 segundos, hasta que el queso se caliente lo suficiente. Sirva inmediatamente.

POR PORCIÓN
carbohidratos: 7 gramos; Carbohidratos Netos: 3.5 gramos; fibra: 3.5 gramos; proteína: 9.5 gramos; grasa: 11.5 gramos; calorías: 166

FASES 2—4

SOPAS

Crema de berro

Sopa de aguacate

Sopa de cebolla gratinada a la francesa

Sopa de espárragos y puerro

Sopa de pimiento asado

Sopa de pepino con eneldo

Sopa mediterránea de verduras

Sopa de miso

Sopa de pavo y limón

CREMA DE BERRO

*E*l berro se cocina ligeramente, lo que le da a esta crema un sabor fresco y suavemente amargo. Resulta ideal como primer plato para una cena con Ternera saltimbocca (vea la página 124).

TIEMPO DE PREPARACIÓN: 20 MINUTOS •
TIEMPO DE COCCIÓN: 20 MINUTOS
DA 4 PORCIONES

---

2 cucharadas de mantequilla
1 taza de cebollas picadas
2 tazas de caldo de pollo bajo en
  sodio
1½ tazas de coliflor cortada

4 mazos de berro (córteles los
  tallos)
⅔ de taza de crema espesa
sal y pimienta al gusto
nuez moscada al gusto

1. Caliente la mantequilla en una cacerola grande a fuego medio–alto que desaparezcan las burbujas. Añada la cebolla y saltee durante 5 minutos, revolviendo de vez en cuando. Añada el caldo de pollo y la coliflor y póngalo a hervir. Reduzca el fuego, tape y cocine a fuego lento durante 10 minutos.

2. Apague el fuego y añada el berro. Tape la cacerola y deje descansar la mezcla durante 5 minutos; revuelva una sola vez.

3. Pase la mezcla a una procesadora de alimentos y añada la crema, la sal, la pimienta y la nuez moscada; haga puré durante 1 minuto, o hasta que se suavice. Sírvala caliente o refrigérela y sírvala fría.

POR PORCIÓN
carbohidratos: 7.5 gramos; Carbohidratos Netos: 5 gramos; fibra: 2.5 gramos;
proteína: 5 gramos; grasa: 21.5 gramos; calorías: 232

FASES 1−4

Sopa de aguacate

*E*sta cremosa sopa, sencilla y delicada, constituye un entrante sublime para las Costillar de cordero con colecitas de Bruselas (página 117).

TIEMPO DE PREPARACIÓN: 15 MINUTOS •
TIEMPO DE COCCIÓN: 10 MINUTOS
DA 4 PORCIONES

---

2 cucharadas de mantequilla

2 cebollinos (sólo la parte blanca) finamente picados

3 tazas de caldo de pollo bajo en sodio

2 aguacates Hass, pelados, sin la semilla y salpicados con una gotas de zumo de limón

⅔ de taza de crema espesa

sal y pimienta al gusto

1. Caliente la mantequilla en una sartén a fuego medio hasta que desaparezcan las burbujas. Añada los cebollinos y cocine, revolviendo de vez en cuando, durante 2 minutos, o hasta que se vean translúcidos. Añada 2½ tazas del caldo de pollo, haga que hierva, bájele después el calor y cocine a fuego lento durante 3 minutos.

2. Bata los aguacates, la crema y la ½ taza restante del caldo en una procesadora de alimentos hasta que estén suaves.

3. Añada la mezcla de aguacates a la sartén, revolviendo de vez en cuando, durante 2 minutos, o hasta que se caliente en su totalidad. Sazone con sal y pimienta y sírvala.

POR PORCIÓN
carbohidratos: 8.5 gramos; Carbohidratos Netos: 4 gramos; fibra: 4.5 gramos; proteína: 5 gramos; grasa: 36.5 gramos; calorías: 363

FASES 1—4

SOPA DE CEBOLLA GRATINADA
A LA FRANCESA

Esta reconfortante sopa era una de las preferidas del doctor Atkins. Sírvala con la Ensalada mixta de verduras con aliño de tocino caliente (página 44).

TIEMPO DE PREPARACIÓN: 10 MINUTOS •
TIEMPO DE COCCIÓN: 15 MINUTOS
DA 4 PORCIONES

---

2 cucharadas de aceite de oliva

2 cebollas medianas, finamente
  rebanadas

2 latas de 14 onzas de caldo de
  pollo bajo en sodio

¼ de taza de vino de Jerez seco

2 cucharadas de salsa inglesa
  Worcestershire

1 cubito de caldo de res

½ taza de queso parmesano rallado

sal y pimienta al gusto

¼ de libra de queso suizo rallado

1. Encienda el asador y precaliéntelo. Caliente el aceite en una cacerola grande a fuego medio–alto hasta que esté caliente, pero sin que llegue a humear. Añada las cebollas y cocine, revolviendo ocasionalmente, durante 10 minutos o hasta que se dore.

2. Suba el fuego a medio–alto y añada, revolviendo, el caldo de pollo, el vino de Jerez, la salsa inglesa y el cubito de caldo de res. Haga que hierva y luego baje el calor y cocine a fuego lento durante 3 minutos. Añada el queso parmesano, la sal y la pimienta, y cocine a fuego lento durante otros 3 minutos.

3. Pase la sopa a cuatro fuentes resistentes al fuego y corónelas con el queso suizo. Áselas de 1 a 2 minutos, hasta que el queso se derrita y adquiera un color dorado oscuro. Sirva inmediatamente.

POR PORCIÓN

carbohidratos: 9.5 gramos; Carbohidratos Netos: 8.5 gramos; fibra: 1 gramo; proteína: 16.5 gramos; grasa: 19 gramos; calorías: 283

FASES 2–4

SOPA DE ESPÁRRAGOS Y PUERRO

He aquí una sopa sencilla en la cual se aprecia realmente el sabor de las verduras. A menudo las recetas recomiendan que este tipo de sopa se cuele, pero yo prefiero la textura genuina de esta versión más rústica.

TIEMPO DE PREPARACIÓN: 15 MINUTOS •
TIEMPO DE COCCIÓN: 15 MINUTOS
DA 6 PORCIONES

2 cucharadas de mantequilla
2 puerros o poros (sólo la parte
   blanca), cortados en mitad a lo
   largo, bien lavados y picados
1½ libras de espárragos, cortados
   en trozos de ½ pulgada

2 latas de 14 onzas de caldo de
   pollo bajo en sodio
½ taza de crema espesa
sal y pimienta al gusto

1. Caliente la mantequilla en una cacerola grande, a fuego medio–alto, hasta que desaparezcan las burbujas. Añada los puerros y saltee, revolviendo durante 2 minutos. Añada los espárragos y saltee, revolviendo, durante 1 minuto. Añada el caldo de pollo y haga que la mezcla hierva. Baje el calor, tape la cacerola y cocine a fuego lento de 8 a 10 minutos, o hasta que el espárrago esté suave.

2. Pase la mezcla a una procesadora de comida. Añada la crema, la sal y la pimienta. Haga puré durante 1 minuto, o hasta que esté suave. Sirva inmediatamente.

POR PORCIÓN
carbohidratos: 11 gramos; Carbohidratos Netos: 8.5 gramos; fibra: 2.5 gramos; proteína: 6 gramos; grasa: 12.5 gramos; calorías: 171

FASES 2–4

SOPA DE PIMIENTO ASADO

*E*l intenso sabor del queso parmesano y los pimientos asados dulces hacen de esta sopa un verdadero regalo para su paladar.

TIEMPO DE PREPARACIÓN: 20 MINUTOS •
TIEMPO DE COCCIÓN: 15 MINUTOS
DA 4 PORCIONES

¼ de taza de aceite de oliva

2 tallos de apio, limpios y cortados

⅔ de taza de cebolla picada

2 dientes de ajo, picadito

4 pimientos amarillos o rojos, asados, pelados, sin semillas y picados

3 tazas de caldo de pollo bajo en sodio

⅔ de taza de crema espesa

sal y pimienta al gusto

½ taza de queso parmesano rallado

1 Coloque el aceite en una sartén a fuego medio hasta que se caliente, pero sin que llegue a humear. Añada el apio, la cebolla y el ajo, y cocine, revolviendo de vez en cuando, durante unos 5 minutos, o hasta que el apio esté suave. Añada los pimientos y el caldo de pollo. Haga que hierva, luego baje el fuego y cocine a fuego lento durante 3 minutos.

2. Pase la mezcla a una procesadora de alimentos. Añada la crema, la sal y la pimienta. Procese hasta que quede suave, durante unos 45 segundos. Vierta la sopa en 4 fuentecitas y espolvoree queso parmesano por encima.

POR PORCIÓN

carbohidratos: 14.5 gramos; Carbohidratos Netos: 12.5 gramos; fibra: 2 gramos; proteína: 9 gramos; grasa: 32.5 gramos; calorías: 375

FASES 3 Y 4

SOPA DE PEPINO CON ENELDO

*D*urante los meses cálidos me gusta guardar un recipiente de esta refrescante sopa en el refrigerador para una merienda rápida durante la tarde.

TIEMPO DE PREPARACIÓN: 10 MINUTOS •
TIEMPO DE COCCIÓN: 15 MINUTOS
DA 4 PORCIONES

2 cucharadas de aceite de oliva
⅔ de taza de cebolla picada
2 pepinos grandes, pelados, sin
   semillas y cortados
   transversalmente en trozos de
   ½ pulgada

2 tazas de caldo de pollo bajo en
   sodio
2 cucharadas de vinagre balsámico
2 cucharadas de eneldo fresco
   picado
sal y pimienta al gusto

1. Coloque el aceite en una cacerola grande a fuego medio–alto hasta que se caliente pero sin que llegue a humear. Añada la cebolla y cocine, revolviendo, durante 2 minutos. Añada el pepino y el caldo de pollo, y haga que hierva. Baje el fuego, tape la cacerola y cocine a fuego lento durante 10 minutos. Eche el vinagre, el eneldo, la sal y la pimienta.

2. Pase la mezcla a la procesadora de alimentos y haga puré durante 1 minuto, o hasta que quede suave. Refrigérela durante al menos 1 hora antes de servirla.

POR PORCIÓN

carbohidratos: 7.5 gramos; Carbohidratos Netos: 6 gramos; fibra: 1.5 gramos; proteína: 2.5 gramos; grasa: 8 gramos; calorías: 107

FASES 2–4

SOPA MEDITERRÁNEA DE VERDURAS

Esta nutritiva sopa que satisface al cuerpo constituye un delicioso almuerzo cuando se acompaña con una ensalada.

TIEMPO DE PREPARACIÓN: 20 MINUTOS •
TIEMPO DE COCCIÓN: 20 MINUTOS
DA 4 PORCIONES

½ cucharada de aceite de oliva

½ taza de cebolla picada

1 diente de ajo, picadito

2 tazas de agua

1 lata de 14 onzas de caldo de pollo
   bajo en sodio

½ taza de tomates picados en jugo
   de tomate

1 taza de col rizada

½ taza de champiñones (hongos)
   cortados en rebanadas

½ taza de habichuelas verdes
   (ejotes, vainitas) picadas

½ taza de calabacitas (zucchini)
   cortadas en rebanadas

½ taza de calabacín amarillo
   (squash, chayote) cortado en
   cubos

1 cucharada de albahaca fresca
   picada

2 cucharadas de queso parmesano
   rallado

1. Caliente el aceite de oliva en un cacerola pesada de 2 cuartos de galón a fuego medio–bajo. Añada la cebolla y cocine, revolviendo de vez en cuando, durante 5 minutos o hasta que esté suave. Añada el ajo y cocine hasta que se sienta su olor. Agregue el agua, el caldo y los tomates, y haga que hierva. Añada la col rizada y haga que la sopa hierva; luego baje el fuego, tape la cacerola y cocine durante 10 minutos.

2. Añada los champiñones, las habichuelas verdes, las calabacitas y el calabacín amarillo. Haga que hierva, luego baje el fuego a medio y cocine, sin tapar, durante 10 minutos.

3. Divida la sopa entre varios tazones y adórnela con la albahaca y el queso parmesano.

POR PORCIÓN

carbohidratos: 7.5 gramos; Carbohidratos Netos: 5.5 gramos; fibra: 2 gramos; proteína: 5 gramos; grasa: 3.5 gramos; calorías: 76

FASES 1–4

SOPA DE MISO

*L*a pasta de miso y el bok choy se pueden encontrar generalmente en tiendas especializadas o de productos naturistas. Usted puede usar col de Napa si no consigue el bok choy. El edamame (retoños de frijoles de soya) se encuentra generalmente en la sección de productos congelados del supermercado.

TIEMPO DE PREPARACIÓN: 15 MINUTOS •
TIEMPO DE COCCIÓN: 8 MINUTOS
DA 4 PORCIONES

1 cuarto de galón de agua

4 cucharadas de pasta de miso

1½ tazas de bok choy finamente rebanado

1 taza de sombreretes de champiñones (hongos) shiitake finamente rebanados

½ taza de edamame

1 taza de tofú sólido cortado en cubitos

½ cebollino finamente picado

1. Caliente el agua en una cacerola grande a fuego medio–alto, y bata allí la pasta de miso. Haga que hierva. Añada el bok choy y los champiñones y hiérvalo de nuevo. Reduzca el calor, cocine a fuego lento y luego retire la cacerola del fuego. Sirva la sopa inmediatamente, adornada con el cebollino.

POR PORCIÓN
carbohidratos: 14.5 gramos; Carbohidratos Netos: 11.5 gramos; fibra: 3 gramos; proteína: 12 gramos; grasa: 6 gramos; calorías: 147

FASES 1−4

Sopa de pavo y limón

Una pequeña cantidad de cáscara rallada de limón y unas gotas de su zumo le dan un sabor vivaz a esta sopa, la cual puede ponerse sobre la mesa en menos de 20 minutos.

TIEMPO DE PREPARACIÓN: 10 MINUTOS •
TIEMPO DE COCCIÓN: 8 MINUTOS
DA 4 PORCIONES

1 cucharada de aceite de oliva

1 cebollina finamente picado

2 latas de 14 onzas de caldo de pollo bajo en sodio

1 taza de agua

1¼ libras de pechuga de pavo (guajolote), cortado en cubos de ½ pulgada

½ cucharadita de salvia seca

½ cucharadita de tomillo seco

1 cucharadita de cáscara rallada de limón

1 cucharada de zumo de limón

sal y pimienta al gusto

1. Caliente el aceite en una cacerola grande a fuego medio. Añada el cebollino y cocine durante 1 minuto, hasta que se suavice. Añada el caldo, el agua, el pavo, la salvia y el tomillo, y hágalo hervir. Reduzca el calor y cocine a fuego lento durante 5 minutos, hasta que el pavo esté casi cocinado por completo.

2. Añada el polvo de cáscara de limón y el zumo de limón. Cocine de 2 a 3 minutos más. Añada la sal y la pimienta.

POR PORCIÓN
carbohidratos: 3 gramos; Carbohidratos Netos: 3 gramos; fibra: 0 gramos; proteína: 31 gramos; grasa: 16 gramos; calorías: 286

FASES 1–4

ENSALADAS

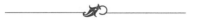

Ensalada griega

Ensalada de naranja con daikon

Ensalada de col morada con queso feta y eneldo

Ensalada de col con nuez

Ensalada de hinojo con queso parmesano

Ensalada de raíz de apio

Ensalada de endibias con nuez y queso Roquefort

Ensalada mixta de verduras con aliño
de tocino caliente

Ensalada de camarones con corazones
de palmito

Ensalada crujiente de espinacas

ENSALADA GRIEGA

$\mathcal{E}$sta rápida ensalada constituye un delicioso almuerzo o un excelente primer plato durante la cena.

TIEMPO DE PREPARACIÓN: 20 MINUTOS
DA 4 PORCIONES

2 cucharadas de vinagre de vino
   tinto
sal y pimienta al gusto
⅓ de taza de aceite de oliva
2 tomates medianos, cortados en
   cubos de 2 pulgadas
2 pepinos, pelados, sin semillas y
   finamente rebanados

⅔ de taza de queso feta
   desmenuzado
½ taza de cebolla colorada
   finamente rebanada
4 aceitunas Kalamata, cortadas en
   tirillas (1 cucharada)

1. En una fuente, revuelva el vinagre, la sal y la pimienta. Eche el aceite en un chorrito continuo y revuelva todo hasta que se mezcle bien.

2. Añada los tomates, los pepinos, el queso feta, la cebolla y las aceitunas, y revuélvalo bien. Sirva inmediatamente.

POR PORCIÓN
carbohidratos: 8 gramos; Carbohidratos Netos: 6.5 gramos; fibra: 1.5 gramos;
proteína: 5 gramos; grasa: 24 gramos; calorías: 256

FASES 1−4

ENSALADA DE NARANJA CON DAIKON

*S*i *no puede encontrar daikon—un rábano dulce—puede usar jícama en su lugar para lograr un sabor igual de agradable y crujiente. La jícama es una tuberosa del tamaño de una pelota de béisbol con un sabor ligeramente dulce.*

TIEMPO DE PREPARACIÓN: 15 MINUTOS
DA 4 PORCIONES

2 cucharadas de vinagre de vino
   tinto

2 cucharaditas de cáscara rallada
   de naranja

sal al gusto

¼ de taza de aceite de girasol

alrededor de 2 libras de rábano
   daikon o jícama, pelado y
   finamente rebanado (4 tazas)

1. En una fuente grande, revuelva el vinagre, la cáscara de naranja rallada y la sal. Échele un chorrito continuo de aceite y revuelva hasta que se combinen los ingredientes.

2. Añada el daikon o la jícama al aliño y revuélvalos bien. Sirva inmediatamente.

POR PORCIÓN
carbohidratos: 7 gramos; Carbohidratos Netos: 4 gramos; fibra: 3 gramos; proteína: 2.5 gramos; grasa: 14 gramos; calorías: 156

FASES 1—4

ENSALADA DE COL MORADA CON QUESO FETA Y ENELDO

*U*na amiga creó esta colorida ensalada para una cena a la que todos llevamos platos, y desde entonces ha sido el plato que más le han pedido para reuniones informales y excursiones al campo.

TIEMPO DE PREPARACIÓN: 20 MINUTOS
DA 4 PORCIONES

2 cucharadas de zumo de limón

2 dientes de ajo, picaditos

sal y pimienta al gusto

½ taza de aceite de oliva

1 libra de col morada, cortada
(alrededor de 3 tazas)

1 taza de queso feta desmenuzado

⅓ de taza de eneldo fresco picado

½ taza de piñones, ligeramente
tostados

1. En una fuente, revuelva el zumo de limón, el ajo, la sal y la pimienta. Échele un chorrito continuo y revuélvalo todo hasta que se combine.

2. Añada la col, el queso feta, el eneldo y los piñones, y revuélvalos bien. Sirva inmediatamente.

POR PORCIÓN
carbohidratos: 8.5 gramos; Carbohidratos Netos: 6.5 gramos; fibra: 2 gramos;
proteína: 7.5 gramos; grasa: 29.5 gramos; calorías: 313

FASES 2–4

ENSALADA DE COL CON NUEZ

$\mathcal{E}$sta ensalada, crujiente y fresca, está hecha de col morada y nueces, y es una deliciosa variante del tipo de receta tradicional.

TIEMPO DE PREPARACIÓN: 20 MINUTOS
DA 4 PORCIONES

½ taza de mayonesa

2 cucharadas de mostaza Dijon

2 cucharaditas de vinagre
  balsámico

sal y pimienta al gusto

1 taza de col morada picada

1 taza de apio picado

½ taza de nueces picadas

1. En una fuente grande, revuelva la mayonesa, la mostaza, el vinagre, la sal y la pimienta.

2. Añada la col, el apio y las nueces, y mézclelos bien. Sirva inmediatamente.

POR PORCIÓN
carbohidratos: 6 gramos; Carbohidratos Netos: 4 gramos; fibra: 2 gramos; proteína: 3.5 gramos; grasa: 32.5 gramos; calorías: 317

FASES 2−4

ENSALADA DE HINOJO CON QUESO PARMESANO

sta es una de mis ensaladas favoritas para el verano. Los sabores son puros y frescos, y el queso parmesano le da el toque de sabor salado perfecto. Para una presentación elegante, use un pelador de legumbres para cortar el queso parmesano en rebanadas tan finas como un papel.

TIEMPO DE PREPARACIÓN: 20 MINUTOS
DA 4 PORCIONES

2 cucharadas de vinagre de vino tinto

2 cucharadas de eneldo fresco picado

2 cucharadas de perejil de hoja plana, fresco y picado

sal y pimienta al gusto

⅓ de taza de aceite de oliva

2 bulbos de hinojo (alrededor de 1½ libras), cortados por la mitad, sin el corazón y picados en rebanadas muy delgadas

18 rebanadas de queso parmesano o ¼ de taza de queso parmesano rallado

1. En una fuente grande, bata el vinagre, el eneldo, el perejil, la sal y la pimienta. Échele un chorrito continuo de aceite y bata hasta que se combine bien.

2. Añada el hinojo y revuelva ligeramente. Adorne con queso parmesano y sirva inmediatamente.

POR PORCIÓN
carbohidratos: 13 gramos; Carbohidratos Netos: 8.5 gramos; fibra: 4.5 gramos; proteína: 4.5 gramos; grasa: 13 gramos; calorías: 237

FASES 2–4

ENSALADA DE RAÍZ DE APIO

La raíz de apio tiene un sabor puro y una textura crujiente. Es una verdura de temporada que no está disponible todo el año, pero en su lugar puede usarse la misma cantidad de apio picado.

TIEMPO DE PREPARACIÓN: 20 MINUTOS
DA 4 PORCIONES

¼ de taza de mayonesa
4 cucharaditas de vinagre de vino tinto
2 cucharaditas de mostaza Dijon
sal y pimienta al gusto

1 libra de raíz de apio, pelada y cortada en trozos gruesos (alrededor de 2 tazas)
2 cucharadas de perejil o cilantro fresco picado

1. En un tazón grande, bata la mayonesa, la vinagre, la mostaza, la sal y la pimienta.

2. Añada la raíz de apio y mézclelo bien. Sirva inmediatamente.

POR PORCIÓN
carbohidratos: 11.5 gramos; Carbohidratos Netos: 9.5 gramos; fibra: 2 gramos; proteína: 2 gramos; grasa: 11.5 gramos; calorías: 151

FASES 2-4

Ensalada de endibias con nuez y queso Roquefort

*L*a linda presentación de esta ensalada la convierte en un plato especial para una cena especial. Usted puede duplicar o triplicar la receta según sea necesario.

TIEMPO DE PREPARACIÓN: 20 MINUTOS
DA 4 PORCIONES

2 cucharaditas de zumo de limón fresco

2 cucharaditas de zumo de naranja fresco

2 cucharaditas de cáscara rallada de naranja

sal y pimienta al gusto

⅔ de taza de queso Roquefort desmenuzado u otro tipo de queso de sabor fuerte

¼ de taza de aceite de oliva

2 cabezas gruesas de endibia, sin hojas, bien lavadas y secas

⅔ de taza de nueces picadas, ligeramente tostadas

1. En un tazón pequeño, bata el zumo de limón, el zumo de naranja, la cáscara de naranja rallada, la sal y la pimienta. Añada el queso Roquefort y el aceite y revuélvalos (si el queso forma grumos, aplástelo con tenedor).

2. Arregle las hojas de endibia sobre una bandeja como los radios de una rueda. Viértales el aliño de queso Roquefort sobre las endibias y esparza la nuez por encima. Sirva inmediatamente.

POR PORCIÓN
carbohidratos: 12.5 gramos; Carbohidratos Netos: 3 gramos; fibra: 9.5 gramos; proteína: 11.5 gramos; grasa: 34.5 gramos; calorías: 387

FASES 2—4

Ensalada mixta de verduras con aliño de tocino caliente

El tocino ahumado y el puerro (poro) dulce salteado se combinan para formar un aliño de ensalada lleno de sabor que se mezcla a la perfección con un surtido de verduras.

TIEMPO DE PREPARACIÓN: 15 MINUTOS •
TIEMPO DE COCCIÓN: 10 MINUTOS
DA 4 PORCIONES

---

2 onzas de tocino en trozos, cortado en cubos de ½ pulgada

1 puerro o poro (sólo la parte blanca), cortado a lo largo en dos mitades, bien lavado y finamente rebanado

2 cucharadas de aceite de oliva

1 cucharada de vinagre de vino rojo

8 tazas de trozos de hojas de varios tipos de lechugas (Boston, Romana y de hoja morada), lavadas y secas

1. En una sartén mediana, cocine el tocino a fuego medio de 2 a 3 minutos, hasta que se dore. Añada el puerro y cocine durante 4 minutos más, hasta que el tocino se ponga más oscuro y el puerro se suavice. Reduzca el fuego a "bajo" y añada el aceite y el vinagre. Cocine, revolviendo, durante 30 segundos.

2. Coloque los trozos de hojas de lechuga en una fuente grande. Viérteles encima el aliño calentito. Revuelva bien y sazone con sal y pimienta. Sirva inmediatamente.

POR PORCIÓN

carbohidratos: 6 ramos; Carbohidratos Netos: 4.5 gramos; fibra: 1.5 gramos; proteína: 3 gramos; grasa: 9 gramos; calorías: 116

FASES 1–4

ENSALADA DE CAMARONES CON CORAZONES DE PALMITO

os corazones de palmito están disponibles en frascos o latas en la mayoría de los supermercados. Parecen gruesos tallos de espárragos blancos y tienen un sabor ligeramente agrio y puro. Esta ensalada, que constituye un plato principal, es ideal para un almuerzo especial.

TIEMPO DE PREPARACIÓN: 15 MINUTOS
DA 4 PORCIONES

½ taza de aliño italiano embotellado, bajo en carbohidratos

1 cucharada de zumo de lima

2 cucharaditas de cáscara rallada de lima

2 cucharaditas de cilantro fresco picadito

½ cucharadita de comino molido

1 aguacate, pelado y cortado en tajadas delgadas

1 lechuga pequeña tipo iceberg, cortada en trozos (alrededor de 8 tazas)

1 libra de camarones de tamaño mediano, cocinados, pelados y sin venas

4 trozos de 4 pulgadas de corazones de palmito de frasco o de lata, ligeramente secados con papel toalla y cortados en rodajas de ¼ de pulgada

1. En un tazón pequeño, bata el aliño italiano, el zumo de lima, la cáscara rallada de lima, el cilantro y el comino.

2. En otro tazón pequeño, revuelva ligeramente las tajadas de aguacate con ¼ de taza de la mezcla del aliño. Sepárelo hacia un lado.

3. Divida la lechuga entre cuatro platos. En cada plato, arregle ¼ de las tajadas de aguacate y ¼ de los camarones en círculos concéntricos. En cada uno de los centros, haga un montículo con ¼ de los corazones de palmito. Vierta el resto del aliño sobre las ensaladas.

POR PORCIÓN
carbohidratos: 13.5 gramos; Carbohidratos Netos: 9 gramos; fibra: 4.5 gramos; proteína: 26.5 gramos; grasa: 24 gramos; calorías: 369

FASES 2-4

ENSALADA CRUJIENTE DE ESPINACAS

Esta ensalada puede ser terminada en la mesa para añadir un poco de espectáculo a una cena de invitados. También resulta un maravilloso almuerzo si se acompaña de un poco de pavo asado frío y jamón.

TIEMPO DE PREPARACIÓN: 25 MINUTOS
DA 4 PORCIONES

ALIÑO

1 diente de ajo, picadito
¾ de cucharadita de sal
¼ de cucharadita de pimienta
   acabada de moler

2 cucharadas de mostaza Dijon
¼ de taza de aceite de oliva
1 cucharada de vinagre balsámico

ENSALADA

4 tazas de hojas de espinacas,
   lavadas y partidas en pedazos
2 tazas de hojas de radicchio,
   lavadas y partidas en pedazos
½ taza de rodajas de apio
½ taza de rodajas de rábanos
   picantes

½ taza de rodajas de pepino
½ taza de rodajas de champiñones
   blancos
½ taza de pimientos rojos picados
½ taza de queso de sabor fuerte,
   desmenuzado

1. Para hacer el aliño: en una fuente para ensalada, mezcle el ajo, la sal y la pimienta para hacer una pasta. Déjela reposar durante 5 minutos. Añada la mostaza y bata, lentamente, la mitad del aceite de oliva. Añada y bata el vinagre y después el resto del aceite.

2. Para hacer la ensalada: Añada la espinaca, el radicchio, el apio, el rábano picante, el pepino, el champiñón y el pimiento rojo a la fuente de la ensalada, y revuélvalos bien para cubrirlos totalmente con el aliño.

3. Esparza el queso por encima de la ensalada y sirva inmediatamente.

POR PORCIÓN
carbohidratos: 7 gramos; Carbohidratos Netos: 5 gramos; fibra: 2 gramos; proteína: 5 gramos; grasa: 18 gramos; calorías: 200

FASES 1—4

DESAYUNOS

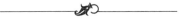

Huevos escalfados

Huevos revueltos a la mostaza

Huevos horneados con queso suizo y crema

Frittata de queso ricota y puerro

Frittata de salmón ahumado

Huevos benedictinos con espinaca

Panqueques del domingo

Waffles de naranja

Tostadas francesas con almendras

Pudín de pan con pacanas y miel de arce

Muffins de calabaza y arándano agrio

Muffins de bayas diversas

Pudín de durazno para el desayuno

HUEVOS ESCALFADOS

Escalfar es una maravillosa manera de preparar los huevos, y los huevos escalfados constituyen la base de numerosos platos clásicos, como el de huevos benedictinos. La adición del vinagre al agua ayuda a que las claras de huevo mantengan su forma.

TIEMPO DE PREPARACIÓN: 15 MINUTOS •
TIEMPO DE COCCIÓN: 2 A 3 MINUTOS
DA 4 PORCIONES

2 cucharadas de vinagre blanco   8 huevos grandes
2 cucharaditas de sal

1. En una sartén grande y honda, añada agua hasta que alcance 1 pulgada de profundidad. Hágala hervir. Añada el vinagre y la sal, y baje la temperatura de manera que el agua hierva a fuego lento.

2. Parta los huevos, uno a la vez, dentro de un platillo o tazón pequeño, con cuidado de no romper las yemas. Páselos, uno por uno, al agua. Escalfe los huevos a fuego lento de 2 a 3 minutos, hasta que las claras se hayan endurecido.

3. Retire los huevos con un cucharón de escurrir. Sirva inmediatamente.

POR PORCIÓN
carbohidratos: 1 gramo; Carbohidratos Netos: 1 gramo; fibra: 0 gramos; proteína: 12 gramos; grasa: 10 gramos; calorías: 150

FASES 1–4

HUEVOS REVUELTOS A LA MOSTAZA

*A*l doctor Atkins le encantaba preparar el desayuno los fines de semana, y a menudo se le ocurrían combinaciones originales y sabrosas. Ésta era una de sus favoritas. Sírvala con tocino o salchichón como acompañante.

TIEMPO DE PREPARACIÓN: 5 MINUTOS •
TIEMPO DE COCCIÓN: 5 MINUTOS
DA 4 PORCIONES

8 huevos
¼ de taza de crema agria
2 cucharadas de agua caliente
1½ cucharaditas de mostaza en polvo

¾ de cucharadita de orégano seco molido
4 cucharadas de mantequilla
sal y pimienta al gusto

1. Combine los huevos, la crema agria, el agua, la mostaza y el orégano en un tazón y bátalos ligeramente.

2. Caliente la mantequilla en una sartén a fuego medio hasta que desaparezcan las burbujas. Añada la mezcla de huevo y cocine, revolviendo, durante aproximadamente 4 minutos, hasta que la mezcla adquiera cierta consistencia, como de una natilla, pero no muy suave.

3. Sazone con sal y pimienta, y sirva inmediatamente.

POR PORCIÓN

carbohidratos: 2 gramos; Carbohidratos Netos: 2 gramos; fibra: 0 gramos; proteína: 13.5 gramos; grasa: 25.5 gramos; calorías: 295

FASES 1–4

HUEVOS HORNEADOS CON QUESO SUIZO Y CREMA

*L*os huevos al horno (conocidos como shirred eggs en inglés) constituyen un excelente platillo individual. Esta receta requiere unos moldecitos para hornear de 10 onzas, pero si usted sólo tiene de los más pequeños, use un huevo en lugar de dos en cada moldecito.

TIEMPO DE PREPARACIÓN: 20 MINUTOS •
TIEMPO DE COCCIÓN: 15 MINUTOS
DA 4 PORCIONES

---

4 cucharadas de mantequilla, suavizada

8 huevos

1 taza de queso suizo rallado

1 taza de crema espesa, calentada

sal y pimienta al gusto

1. Precaliente el horno a 350°F.

2. Engrase con mantequilla cuatro moldecitos de 10 onzas y parta dos huevos dentro de cada uno. Tape cada porción con ¼ de taza de queso y ¼ de taza de crema calentita, y sazone con sal y pimienta.

3. Coloque los moldecitos en un recipiente para hornear, con bastante agua como para que ésta llegue hasta la mitad de la altura de los moldecitos. Hornee durante 15 minutos, o hasta que el queso comience a dorarse. Sirva inmediatamente.

POR PORCIÓN

carbohidratos: 3.5 gramos; Carbohidratos Netos: 3.5 gramos; fibra: 0 gramos; proteína: 21.5 gramos; grasa: 51.5 gramos; calorías: 563

FASES 1–4

FRITTATA DE QUESO RICOTA Y PUERRO

El puerro se vuelve maravillosamente dulce cuando se saltea. En la siguiente receta ellos le dan un sabor especial a esta frittata. Sírvala con una ensalada de verduras surtidas.

TIEMPO DE PREPARACIÓN: 10 MINUTOS •
TIEMPO DE COCCIÓN: 10 MINUTOS
DA 4 PORCIONES

2 cucharadas de mantequilla, dividida en dos partes

2 puerros o poros (sólo la parte blanca), divididos en dos mitades a lo largo, bien lavados y cortados en trocitos de ½ pulgada

8 huevos, ligeramente batidos

3 cucharadas de queso ricota de leche sin desgrasar

sal y pimienta al gusto

1. Encienda el asador del horno y precaliéntelo. Caliente 1 cucharada de mantequilla en una sartén grande para hornear (preferentemente antiadherente) a fuego medio–alto hasta que las burbujas desaparezcan. Añada los puerros y saltee, revolviendo, durante 3 minutos. Retire la sartén del fuego y déjela refrescar.

2. En un tazón grande, combine los puerros salteados, los huevos batidos, el queso ricota, la sal y la pimienta. Mézclelos bien.

3. Caliente el resto de la cucharada de mantequilla en la sartén a fuego medio hasta que las burbujas desaparezcan. Añada la mezcla de huevo y cocine, revolviendo, durante aproximadamente 1 minuto, hasta que el huevo comience a cuajar. Cocine otro minuto más. La mezcla de huevo debe quedar consistente en el fondo, pero todavía ligeramente húmeda en la parte superior.

4. Coloque la sartén del asador durante 2 minutos, hasta que la frittata adquiera un color dorado oscuro. Con la espátula, despegue con cuidado la frittata de la sartén. Divídala en cuatro porciones en forma de cuñas y sírvalas inmediatamente.

POR PORCIÓN

carbohidratos: 7.5 gramos; Carbohidratos Netos: 6.5 gramos; fibra: 1 gramo; proteína: 14.5 gramos; grasa: 18 gramos; calorías: 253

FASES 1–4

FRITTATA DE SALMÓN AHUMADO

*L*os huevos no son solamente para el desayuno. Esta elegante frittata también resulta perfecta para una cena nocturna. Para ocasiones especiales, adórnela por encima con crema agria y caviar.

TIEMPO DE PREPARACIÓN: 10 MINUTOS •
TIEMPO DE COCCIÓN: 10 MINUTOS
DA 4 PORCIONES

8 huevos

2 onzas de salmón ahumado,
   picado en trocitos

2 cucharadas de crema agria

1 cucharada de cebollines frescos

sal y pimienta al gusto

2 cucharadas de mantequilla

1. Encienda el asador del horno y precaliéntelo. En un tazón, bata los huevos, el salmón, la crema agria, el cebollín, la sal y la pimienta.

2. Caliente la mantequilla en una sartén grande para hornear (preferiblemente antiadherente), a fuego medio hasta que las burbujas desaparezcan. Vierta allí la mezcla de huevo y cocine, revolviendo, durante aproximadamente 1 minuto, hasta que la mezcla de huevo quede consistente en el fondo, pero todavía ligeramente húmeda en la parte superior.

3. Coloque la sartén debajo del asador y ase durante aproximadamente 2 minutos, hasta que la frittata adquiera un color dorado oscuro. Con una espátula, despegue cuidadosamente la frittata de la sartén. Divídala en 4 porciones en forma de cuñas y sírvalas inmediatamente.

POR PORCIÓN

carbohidratos: 1.5 gramos; Carbohidratos Netos: 1.5 gramos; fibra: 0 gramos; proteína: 15.5 gramos; grasa: 18.5 gramos; calorías: 238

FASES 1–4

HUEVOS BENEDICTINOS CON ESPINACA

*L*os huevos benedictinos y los huevos florentinos se combinan en este delicioso plato. Sírvalos como entrada para un almuerzo o un desayuno–almuerzo de fin de semana.

TIEMPO DE PREPARACIÓN: 15 MINUTOS •
TIEMPO DE COCCIÓN: 10 MINUTOS
DA 4 PORCIONES

8 rebanadas de tocino canadiense
2 tazas de espinaca fresca o
    cocinada y congelada
8 huevos escalfados (página 49)
½ taza de salsa holandesa rápida y
    fácil (página 168)

1 cucharada de perejil de hoja
    plana o eneldo frescos y picados
    (opcional)

1. Caliente una sartén a fuego medio hasta que se caliente, pero sin que llegue a humear. Añada el tocino canadiense y cocine durante aproximadamente 2 minutos por cada lado, hasta que se dore ligeramente.

2. Divida la espinaca entre cuatro platos. Encima de cada porción, coloque 2 rebanadas de tocino y 2 huevos escalfados. Con una cuchara, coloque un poco de salsa holandesa sobre los huevos y esparza por encima el perejil o el eneldo, si lo desea. Sirva inmediatamente.

POR PORCIÓN
carbohidratos: 7.5 gramos; Carbohidratos Netos: 4.5 gramos; fibra: 3 gramos; proteína: 28.5 gramos; grasa: 32.5 gramos; calorías: 433

FASES 1–4

VARIACIÓN: Para obtener un sabor diferente, en lugar del tocino canadiense use 8 rebanadas finas y pequeñas de salmón ahumado.

PANQUEQUES DEL DOMINGO

Un plato especial para el desayuno–almuerzo o brunch del domingo: pancakes coronados con huevo, salchichón y queso

TIEMPO DE PREPARACIÓN: 20 MINUTOS •
TIEMPO DE COCCIÓN: 10 MINUTOS
DA 4 PORCIONES (8 PANQUEQUES)

PANQUEQUES

1 taza de Atkins Quick Quisine™ Pancake & Waffle Mix

4 huevos

2 cucharadas de aceite vegetal

⅔ de taza de agua

CUBIERTA

6 salchichones de desayuno, cortados en trocitos de ½ pulgada

8 huevos

sal y pimienta al gusto

½ taza de queso cheddar rallado

½ taza de tajaditas de cebollinos

¼ de taza de crema agria

1. Para hacer los panqueques: Duplique la receta que viene en el caja de la mezcla para panqueques (usando 4 huevos, 2 cucharadas de aceite y ⅔ de taza de agua) para hacer 8 panqueques. Cocine siguiendo las instrucciones del paquete, usando ⅓ de taza de mezcla para cada panqueque. Mantenga los panqueques calentitos.

2. Para hacer la cubierta: Caliente una sartén a fuego medio y cocine los salchichones durante 4 minutos, o hasta que se doren bien.

3. En un tazón, bata los 8 huevos y sazone con sal y pimienta. Añada esta mezcla al salchichón y revuelva hasta que se cocine.

4. Para servir, coloque 1 panqueque en cada uno de 4 cuatro platos. Colóqueles encima a cada uno ¼ de los huevos y los salchichones. Esparza el queso y la mitad de los cebollinos sobre los huevos. Encima de esto, coloque el resto de los panqueques, 1 cucharada de crema agria y el resto de los cebollinos. Sirva inmediatamente.

POR PORCIÓN

carbohidratos: 9.5 gramos; Carbohidratos Netos: 6 gramos; fibra: 3.5 gramos; proteína: 40 gramos; grasa: 38 gramos; calorías: 537

FASES 1–4

WAFFLES DE NARANJA

$\mathcal{E}$sta mezcla batida se espesa mientras se deja descansar y es posible que haya que echarle un poquito de agua para que vuelva a adquirir la consistencia necesaria para verterla. Los waffles se pueden congelar y se recalientan en el horno. Si usted quiere reducir la cantidad de carbohidratos de esta receta, todo lo que tiene que hacer es no añadir la naranja.

TIEMPO DE PREPARACIÓN: 20 MINUTOS •
TIEMPO DE COCCIÓN: 10 MINUTOS
DA 4 PORCIONES (8 WAFFLES)

1½ tazas de Atkins Quick Quisine™ Bake Mix

6 cucharadas de sustituto de azúcar blanca

1 cucharada de polvo de hornear

1 cucharada de cáscara de naranja rallada

½ cucharadita de sal

2 tazas de agua

3 huevos, batidos

4 cucharadas de mantequilla sin sal, derretida y enfriada

1 taza de crema espesa

sustituto de grasa no adherente para cocinar, en atomizador (cooking spray)

1 naranja umbilicada (navel orange) grande, pelada y sin la médula, cortada en pedacitos (1⅓ de taza)

1. Caliente la plancha de metal de los waffles. Ponga a enfriar en el refrigerador un tazón para hacer mezclas.

2. En otro tazón, combine la mezcla de hornear, tres cucharadas del sustituto del azúcar, el polvo do hornear, la cáscara de naranja en polvo y la sal. Mezcle allí el agua, los huevos y la mantequilla.

3. En al tazón enfriado, bata la crema junto con las 3 cucharadas restantes del sustituto del azúcar hasta que se formen puntitas suaves.

4. Rocíe ligeramente la plancha de waffles con el sustituto de grasa para cocinar. Vierta ½ taza de la mezcla en el centro de la plancha de waffles y cocine hasta que deje de humear y el waffle tenga la consistencia adecuada; sepárelo hacia un lado. Repita el procedimiento con el resto de la mezcla.

5. Para servir, coloque 2 waffles encima de cada uno de 4 platos. Arriba de cada par de waffles, ponga ½ taza de crema batida y ⅓ de taza de naranja picadita. Sirva inmediatamente.

FASES 3 Y 4

TOSTADAS FRANCESAS CON ALMENDRAS

*U*n *par de rebanadas de tostadas francesas con queso crema almendrado entre las dos hacen de cualquier desayuno una ocasión especial.*

TIEMPO DE PREPARACIÓN: 10 MINUTOS •
TIEMPO DE COCCIÓN: 15 MINUTOS
DA 4 PORCIONES

4 onzas de queso crema, suavizado

1 cucharada de sustituto de azúcar blanca

¼ de cucharadita de extracto de almendra

8 rebanadas de pan Atkins Bakery™ Ready-to-Eat Sliced White Bread

4 huevos, batidos

½ taza de crema espesa

½ taza de agua

½ cucharadita de sal

⅛ de cucharadita de nuez moscada rallada

4 cucharadas de mantequilla sin sal

1 taza de sirope Atkins Quick Quisine™ Sugar Free Pancake Syrup

½ taza de tajaditas de almendras blanqueadas, tostadas

1. Caliente una plancha o una sartén grande.

2. Con una espátula de goma, mezcle bien el queso crema, el sustituto del azúcar y el extracto de almendra en un tazón.

3. Esparza ¼ de la mezcla de queso crema sobre cada una de las cuatro rebanadas de pan. Colóqueles encima las 4 rebanadas restantes.

4. En otro tazón, combine los huevos, la crema, el agua, la sal y la nuez moscada. Remoje los emparedados en la mezcla de huevos.

5. Caliente la mantequilla sobre la plancha hasta que deje de humear. Agregue los emparedados de tostadas francesas, si es necesario varios a la vez, y cocine durante aproximadamente 3 minutos por cada lado, hasta que estén bastante dorados. Pase los emparedados a platos que hayan sido calentados de antemano, y encima de cada uno coloque ¼ de taza de sirope y dos cucharadas de almendras. Sirva inmediatamente.

POR PORCIÓN

carbohidratos: 20 gramos; Carbohidratos Netos: 10 gramos; fibra: 10 gramos; proteína: 26.5 gramos; grasa: 50.5 gramos; calorías: 626

FASES 3 Y 4

PUDÍN DE PAN CON PACANAS Y MIEL DE ARCE

Este desayuno hogareño demora menos de una hora en prepararse y es una manera deliciosa de comenzar el día. Al hacer este pudín al baño María, se garantiza que el producto final quede mojadito.

TIEMPO DE PREPARACIÓN: 20 MINUTOS •
TIEMPO DE COCCIÓN: 30 MINUTOS
DA 4 PORCIONES

---

sustituto de grasa no adherente para cocinar, en atomizador (cooking spray)

4 rebanadas de pan Atkins Bakery™ Ready-to-Eat Sliced White Bread, ligeramente tostadas y cortadas en cubitos de ½ pulgada

½ taza de pacanas picaditas y tostadas

1 taza de crema espesa

1 taza de agua

3 huevos

⅓ de taza de sirope Atkins Quick Quisine™ Sugar Free Pancake Syrup

3 cucharadas de un sustituto de azúcar blanca

1. Precaliente el horno a 325°F. Cubra ligeramente con el sustituto de grasa no adherente para cocinar el interior de una bandeja de hornear de cuatro tazas de capacidad. Coloque los cubitos de pan y las pacanas sobre la bandeja de hornear y déjela a un lado.

2. En un tazón, bata la crema, el agua, los huevos, la miel de arce y el sustituto de azúcar. Vierta la mezcla sobre el pan y permita que se asiente durante 15 minutos.

3. Coloque la bandeja de hornear dentro de una cacerola más grande y póngala en el horno. Vierta en la cacerola suficiente agua de forma que suba hasta la mitad de los lados de la bandeja de hornear. Hornee durante 30 minutos, o hasta que, cuando inserte un cuchillo en el centro del pudín, el cuchillo salga limpio. Retire el pudín del horno y deje que se refresque ligeramente antes de servirlo.

POR PORCIÓN

carbohidratos: 13.5 gramos; Carbohidratos Netos: 7 gramos; fibra: 6.5 gramos; proteína: 20 gramos; grasa: 39.5 gramos; calorías: 461

FASES 2–4

MUFFINS DE CALABAZA Y ARÁNDANO AGRIO

El puré de calabaza tiene pocos carbohidratos y mucha fibra, y le da un toque de humedad a estos sabrosos panecillos tipo muffin. Si no puede encontrar arándanos agrios frescos o congelados, no los incluya, o use, en su lugar, la mitad de una manzana picadita.

TIEMPO DE PREPARACIÓN: 20 MINUTOS •
TIEMPO DE COCCIÓN: 35 MINUTOS
DA 12 PORCIONES

---

sustituto de grasa no adherente
    para cocinar, en atomizador
    (cooking spray)
1 taza de Atkins Quick Quisine™
    Bake Mix
½ taza de nueces bien molidas
2 cucharaditas de canela molida
2 cucharaditas de polvo de hornear

1 taza de un sustituto de azúcar
    blanca
1 taza de puré de calabaza
2 huevos
½ taza de aceite de canola
½ taza de arándanos agrios, frescos
    o congelados, picados

1. Precaliente el horno a 350°F. Cubra ligeramente con el sustituto de grasa no adherente para cocinar dos bandejas para muffins, de 6 compartimentos cada una.

2. En un tazón grande, bata la mezcla de hornear, las nueces, la canela y el polvo de hornear. En un tazón mediano, bata el sustituto de azúcar, el puré de calabaza, los huevos y el aceite de canola hasta que se mezclen bien.

3. Añada la mezcla de calabaza a la mezcla de hornear y revuelva hasta que se humedezca. Échele dentro los arándanos. Divida la mezcla total entre los diversos compartimentos para muffins.

4. Hornee durante 35 minutos, o hasta que salga limpio un palillo que insertará en el centro de un panecillo. Refresque los muffins en las bandejas durante 5 minutos; luego, échelos sobre una parrilla de metal para que se enfríen por completo.

POR PORCIÓN
*carbohidratos: 7 gramos; Carbohidratos Netos: 5 gramos; fibra: 2 gramos;
proteína: 8 gramos; grasa: 12.5 gramos; calorías: 167*

FASES 2–4

MUFFINS DE BAYAS DIVERSAS

En esta receta asegúrese de usar bayas que no hayan sido endulzadas. Con sólo una taza puede hacer bastante: estos pequeños panecillos estilo muffin— que saben mejor si se sirven calentitos—están repletos del sabor de las bayas.

TIEMPO DE PREPARACIÓN: 10 MINUTOS •
TIEMPO DE COCCIÓN: 30 MINUTOS
DA 12 PORCIONES

1 taza de Atkins Quick Quisine™ Bake Mix

¼ de taza de un sustituto de azúcar blanca

½ taza de crema agria

2 cucharadas de mantequilla, derretida y refrescada

2 cucharadas de crema espesa

2 cucharadas de agua

½ taza de bayas diversas

1. Precaliente el horno a 350°F. Coloque moldecitos de hornear sobre una bandeja para muffins de 12 compartimentos.

2. En un tazón, mezcle la mezcla de hornear y el sustituto del azúcar. En otro tazón, bata la crema agria, la mantequilla, la crema espesa y el agua.

3. Añada la mezcla de crema agria a la mezcla de hornear y revuelva hasta que estén bien mezclados. Eche allí las bayas. Divida la mezcla total entre los compartimentos para muffins.

4. Hornee durante 30 minutos, o hasta que el palillo que insertará en el centro de un panecillo salga con migas húmedas y las partes superiores de los muffins estén bien oscuras. Refresque los muffins en la bandeja durante 10 minutos; luego, páselos a una parrilla de metal para que se enfríen por completo.

POR PORCIÓN

carbohidratos: 4 gramos; Carbohidratos Netos: 2.5 gramos; fibra: 1.5 gramos; proteína: 6.5 gramos; grasa: 6 gramos; calorías: 93

FASES 2–4

PUDÍN DE DURAZNO PARA EL DESAYUNO

Esta receta está basada en un postre francés de natilla. No es demasiado dulce y resulta un platillo maravilloso en cualquier momento del día. Se prepara en 10 minutos y luego se coloca en el horno.

TIEMPO DE PREPARACIÓN: 10 MINUTOS •
TIEMPO DE COCCIÓN: 45 MINUTOS
DA 4 PORCIONES

———————————— ✦ ————————————

4 cucharadas de mantequilla

4 cucharadas de Atkins Quick Quisine™ Bake Mix, divididas

2 cucharadas de un sustituto de azúcar blanca

una pizca de sal

⅔ de taza de crema espesa

⅓ de taza de agua

3 huevos

½ cucharadita de extracto de vainilla

1 durazno (melocotón) grande, finamente picado

1. Precaliente el horno a 350°F. Derrita la mantequilla en una bandeja para pasteles en el horno.

2. En un tazón mediano, mezcle 3 cucharadas de mezcla de hornear, el sustituto del azúcar y la sal.

3. En un tazón pequeño, bata la crema, el agua, los huevos y la vainilla. Vierta la mezcla líquida dentro de los ingredientes secos y mezcle hasta que todo se suavice.

4. Eche los duraznos o melocotones junto a la cucharada restante de mezcla de hornear. Con cuidado, introduzca los duraznos dentro de la mezcla. Vierta la mezcla en la bandeja para pasteles enmantequillada. Hornee durante 45 minutos, o hasta que el pudín se ponga dorado y esponjoso. Sirva inmediatamente.

POR PORCIÓN

carbohidratos: 7.5 gramos; Carbohidratos Netos: 6 gramos; fibra: 1.5 gramos; proteína: 7 gramos; grasa: 29 gramos; calorías: 316

FASES 3 Y 4

MARISCOS

Camarones fritos al estilo chino, con jengibre y
hongos

Camarones scampi

Ensalada de camarones al estragón

Pargo con tomates y aceitunas

Lenguado salteado

Vieiras con tomillo

Vieiras meunière

Salmón escalfado al horno con eneldo y vino

Atún con jengibre y salsa de soya

Pimientos rellenos con ensalada de atún y nuez

Aguja con corteza de avellanas y pimienta

Calamares con albahaca y lima

Cangrejos de concha suave salteados

Ensalada de cangrejo y aguacate

Bacalao horneado con ajo y tomate

Tortas de salmón

CAMARONES FRITOS AL ESTILO CHINO, CON JENGIBRE Y HONGOS

Este rápido y fácil plato frito al estilo chino constituye una perfecta cena para entre semana. En esta receta, en lugar de los camarones, usted puede usar la misma cantidad de pechugas de pollo cortadas en tiras.

TIEMPO DE PREPARACIÓN: 15 MINUTOS •
TIEMPO DE COCCIÓN: 5 MINUTOS
DA 4 PORCIONES

2 cucharadas de aceite de canola

3 dientes de ajo, picaditos

¾ de cucharada de jengibre fresco pelado y cortado

1 taza de champiñones rebanados

1 taza de apio picado

2 cucharadas de aceite de ajonjolí tostado

1½ libras de camarones grandes, pelados y sin venas

3 cucharadas de salsa de soya baja en sodio

¾ de cucharadita de hojuelas de pimiento rojo seco, o al gusto

1. Caliente el aceite de canola en una sartén grande y pesada, o en un *wok*, a fuego medio–alto hasta que se caliente, pero sin que llegue a humear. Añada el ajo y el jengibre, y sofría durante 30 segundos. Agregue los champiñones, el apio y el aceite de ajonjolí, y sofría durante 30 segundos más.

2. Añada los camarones, la salsa de soya y las hojuelas de pimiento rojo seco, y sofría hasta que los camarones se pongan rosados y se cocinen ligeramente, de 3 a 4 minutos. Sirva inmediatamente.

POR PORCIÓN
carbohidratos: 5 gramos; Carbohidratos Netos: 4 gramos; fibra: 1 gramo; proteína: 36 gramos; grasa: 17 gramos; calorías: 324

FASES 1–4

CAMARONES SCAMPI

*E*l limón, el vino y el ajo hacen maravillas con los camarones. Este plato es muy fácil de preparar y siempre es un éxito. Es muy fácil duplicar la receta si tiene invitados en la casa.

TIEMPO DE PREPARACIÓN: 15 MINUTOS •
TIEMPO DE COCCIÓN: 10 MINUTOS
DA 4 PORCIONES

4 cucharadas de mantequilla

¼ de taza de aceite de oliva

1 taza de vino blanco seco

6 dientes grandes de ajo, picaditos

¼ de taza de zumo de limón fresco

1 pizca de hojuelas de pimiento rojo seco

sal y pimienta al gusto

2 libras de camarones grandes, pelados y sin venas

⅓ de taza de perejil fresco de hoja plana, picadito

1. Caliente la mantequilla y el aceite en una sartén pesada a fuego medio hasta que desaparezcan las burbujas. Agregue el vino, el ajo, el zumo de limón, las hojuelas de pimiento rojo, la sal y la pimienta. Haga que hierva, baje el fuego y déjelo que se cocine a fuego lente durante 3 minutos.

2. Agregue los camarones a la sartén y cocine, revolviendo frecuentemente hasta que los camarones estén rosados, de 3 a 5 minutos. Añada el perejil 1 minuto antes de que los camarones estén finalmente cocinados.

3. Coloque los camarones en una bandeja y vierta sobre ellos la salsa de la sartén. Sirva inmediatamente.

POR PORCIÓN

carbohidratos: 6.5 gramos; Carbohidratos Netos: 6 gramos; fibra: 0.5 gramo; proteína: 47 gramos; grasa: 29 gramos; calorías: 517

FASES 1—4

ENSALADA DE CAMARONES AL ESTRAGÓN

Esta agradable y refrescante ensalada de camarones bañada en estragón es perfecta para un almuerzo ligero. Sírvala sobre una cama de verduras mixtas y frescas.

TIEMPO DE PREPARACIÓN: 15 MINUTOS
DA 4 PORCIONES

¼ de taza de mayonesa

2 cucharadas de mostaza Dijon

2 cucharadas de alcaparras coladas

1 cucharada de perejil fresco de hoja plana, picadito

2 cucharaditas de estragón fresco picado o 1 cucharadita de estragón seco

¾ de cucharadita de Pasta de anchoas (página 167), o 2 filetes de anchoa, machacados

sal y pimienta al gusto

1½ libras de camarones medianos, cocinados, pelados y sin venas

En una fuente honda y grande, mezcle la mayonesa, la mostaza, las alcaparras, el perejil, el estragón, la pasta de anchoas, sal y pimienta. Agregue los camarones y revuelva bien la ensalada. Sirva inmediatamente.

POR PORCION
carbohidratos: 3 gramos; Carbohidratos Netos: 3 gramos; fibra: 0 gramos; proteína: 35.5 gramos; grasa: 15 gramos; calorías: 293

FASES 1−4

Pargo con tomates y aceitunas

El suculento sabor de la clásica ensalada puttanesca italiana—tomates, alcaparras, aceitunas negras—combina maravillosamente con la carne firme del pargo o huachinango. Sírvalo con Alubias con vinagreta de ajo y estragón (página 141).

TIEMPO DE PREPARACIÓN: 15 MINUTOS •
TIEMPO DE COCCIÓN: 15 MINUTOS
DA 4 A 6 PORCIONES

---

2 cucharadas de aceite de oliva

1 cebolla pequeña picada

1½ dientes de ajo, picaditos

10 aceitunas griegas negras, sin semilla y picaditas

1½ tazas de tomates picados

½ taza de vino tinto seco

3 cucharadas de alcaparras, escurridas

1 pizca de hojuelas de pimiento rojo seco (opcional)

4 cucharadas de mantequilla

3 libras de filetes de pargo (huachinango)

1. Coloque el aceite en una sartén grande a fuego medio hasta que se caliente bien, pero sin que llegue a humear. Agregue la cebolla, el ajo, las aceitunas, y cocine, revolviendo de vez en cuando, durante 3 minutos, o hasta que la cebolla esté translúcida. Añada el tomate, el vino, las alcaparras y las hojuelas de pimiento rojo, si las usa. Haga que hierva, baje el fuego y cocine a fuego lento durante 5 minutos.

2. Mientras tanto, caliente 2 cucharadas de mantequilla en otra sartén grande a fuego medio hasta que desaparezcan las burbujas. Añada la mitad de los filetes de pargo o huachinango y cocine durante 2 minutos por cada lado, o hasta que queden ligeramente bronceados. Pase los pargos a un plato. Repita el mismo proceso con la mantequilla y los filetes de pargo restantes.

3. Coloque todos los pargos cocinados encima de la mezcla de tomate en la sartén, tápelos y cocine a fuego medio durante 3 minutos, o hasta que el pescado casi se desmenuce. Sirva inmediatamente.

POR PORCIÓN
carbohidratos: 4.5 gramos; Carbohidratos Netos: 3.5 gramos; fibra: 1 gramo; proteína: 32.5 gramos; grasa: 15.5 gramos; calorías: 299

FASES 1–4

LENGUADO SALTEADO

*E*ste lenguado crujiente queda especialmente sabroso cuando se sirve con *Salsa tártara de alcaparras (página 165).*

TIEMPO DE PREPARACIÓN: 10 MINUTOS •
TIEMPO DE COCCIÓN: 10 MINUTOS
DA 4 PORCIONES

2½ libras de filetes de lenguado
sal y pimienta al gusto
2 huevos, ligeramente batidos
1 taza de Atkins Quick Quisine™
    Bake Mix

4 cucharadas de mantequilla
¼ de taza de aceite de oliva

1. Sazone los filetes de lenguado con sal y pimienta. Remoje los filetes en los huevos y cúbralos luego con el polvo de hornear; sacúdalos para eliminar el exceso.

2. Caliente 2 cucharadas de mantequilla y 2 de aceite en una sartén grande a fuego medio–alto hasta que desaparezcan las burbujas. Agregue la mitad de los filetes de lenguado (no los amontone) y cocínelos durante 2 minutos por cada lado. Quíteles el exceso de grasa con papel toalla.

3. Limpie la sartén. Repita con el resto de la mantequilla, el aceite y los filetes de lenguado. Sirva inmediatamente.

POR PORCIÓN

carbohidratos: 6 gramos; Carbohidratos Netos: 3 gramos; fibra: 3 gramos; proteína: 85 gramos; grasa: 33.5 gramos; calorías: 679

FASES 1–4

VIEIRAS CON TOMILLO

*E*l rico y suculento sabor de las vieiras (scallops) se complementa en esta receta con la acidez del limón y la frescura del tomillo.

TIEMPO DE PREPARACIÓN: 15 MINUTOS •
TIEMPO DE COCCIÓN: 5 MINUTOS
DA 4 PORCIONES

2½ cucharaditas de sal

1½ cucharaditas de pimienta de Cayena (chile piquín)

2 libras de vieiras, enjuagadas y secadas ligeramente

5 cucharadas de mantequilla

3 dientes de ajo, picaditos

3 cebollinos (sólo la parte blanca), picados

1½ cucharadas de tomillo fresco o 2 cucharaditas de tomillo seco desmenuzado

2 cucharadas de zumo fresco de limón

1. Combine la sal y la pimienta en un tazón pequeño. Espolvoree la mezcla encima de las vieiras.

2. Caliente la mantequilla en una sartén grande y pesada, o en un *wok*, a fuego medio–alto, hasta que haga burbujas y comienza a dorarse. Agregue el ajo y los cebollinos, y cocine, revolviendo, durante 30 segundos. Añada las vieiras y el tomillo, y cocine, dando vueltas a las vieiras, durante aproximadamente 4 minutos, hasta que queden ligeramente doradas.

3. Riégueles por encima el zumo de limón y sirva inmediatamente.

POR PORCIÓN
carbohidratos: 7.5 gramos; Carbohidratos Netos: 7 gramos; fibra: 0.5 gramo; proteína: 38.5 gramos; grasa: 16 gramos; calorías: 336

FASES 1–4

VIEIRAS MEUNIÈRE

*S*i las vieiras se doran bastante, colóquelas sobre papel toalla para que se sequen bien. Además, compre las vieiras de color marfil o crema en lugar de las que son muy blancas, ya que éstas tal vez han sido inmersas en agua para que pesen más.

TIEMPO DE PREPARACIÓN: 15 MINUTOS •
TIEMPO DE COCCIÓN: 10 MINUTOS
DA 4 PORCIONES

2 cucharadas de aceite de oliva
2 libras de vieiras sin los
　ligamentos, enjuagadas
sal y pimienta al gusto
4 cucharadas de mantequilla
　sin sal

2 cucharadas de zumo fresco de
　limón
2 cucharadas de vino blanco seco
2 cucharadas de perejil fresco
　picadito

1. Caliente el aceite de oliva en una sartén no adherente o bastante usada a fuego medio–alto hasta que esté caliente, pero sin que llegue a humear. Seque ligeramente las vieiras y sazónelas con sal y pimienta. Coloque las vieiras en la sartén, en grupos si es necesario, y cocine durante 2 minutos por cada lado, hasta que queden bien doradas. Pase las vieiras a un plato y manténgalas calentitas.

2. Añada la mantequilla a la sartén y cocine hasta que desaparezcan las burbujas y la mantequilla comience a ponerse oscura. Eche el zumo de limón, el vino y el perejil, moviendo la sartén para que la salsa se emulsifique. Sazone con más sal y pimienta, si lo desea. Vierta la salsa sobre las vieiras y sirva inmediatamente.

POR PORCIÓN
carbohidratos: 6 gramos; Carbohidratos Netos: 6 gramos; fibra: 0 gramos; proteína: 38 gramos; grasa: 20 gramos; calorías: 368

FASES 1−4

SALMÓN ESCALFADO AL HORNO
CON ENELDO Y VINO

*E*l salmón fresco tiene un sabor delicado y si se escalfa en el horno se logra mantener su humedad y buen sabor. Sirva el salmón calentito con tajadas de limón, o frío con Salsa de pepino y eneldo, Salsa cremosa de apio o Crema de rábano picante (páginas 159, 160 y 161).

TIEMPO DE PREPARACIÓN: 10 MINUTOS •
TIEMPO DE COCCIÓN: 20 MINUTOS
DA 4 PORCIONES

---

1 filete de salmón de 1½ libra
   (aproximadamente 1 pulgada de
   ancho)
sal y pimienta al gusto
3 cucharadas de eneldo fresco
   picadito

3 cucharadas de zumo fresco de
   limón o lima
3 cucharadas de vino blanco seco
1 hoja de laurel

1. Precaliente el horno a 375°F. Coloque el filete de salmón sobre dos capas de hoja de aluminio, dos veces más grandes que el salmón. Sazone con sal y pimienta. Levante las orillas del papel de aluminio por todos sus lados y, con cuidado, agregue el eneldo, el zumo de limón, el vino y la hoja de laurel. Doble todos los lados del papel hacia adentro, creando una especie de tienda de campaña o techo sobre el salmón, y una los bordes del papel para que cierre. Coloque esta tienda de campaña con el salmón encima de la bandeja de hornear y hornee durante 20 minutos.

2. Cuidadosamente, desuna el techo de papel de aluminio (el vapor estará muy caliente). Con cuidado, pase el salmón hacia una fuente, bote la hoja de laurel y vierta sobre el pescado el líquido que se ha acumulado en la envoltura de aluminio. Sirva inmediatamente.

POR PORCIÓN

carbohidratos: 1.5 gramos; Carbohidratos Netos: 1.5 gramos; fibra: 0 gramos; proteína: 45 gramos; grasa: 24.5 gramos; calorías: 429

FASES 1–4

ATÚN CON JENGIBRE Y SALSA DE SOYA

*L*os sabores asiáticos del jengibre fresco y la salsa de soya hacen de este atún un plato fragante y delicioso. Si usted no tiene una parrilla para asar, puede soasar el atún en una cacerola a fuego medio–alto durante 4 minutos por cada lado.

**TIEMPO DE PREPARACIÓN: 20 MINUTOS •
TIEMPO DE COCCIÓN: 10 MINUTOS
DA 4 PORCIONES**

4 filetes de atún, de unas
   2 pulgadas de grosor (1½ libras
   en total)
⅔ de taza de aceite de canola
⅔ de taza de vinagre de vino de
   arroz

⅓ de taza de salsa de soya
2 cucharadas de jengibre fresco
   picado
4 cucharaditas de semillas de
   ajonjolí tostadas
⅓ de taza de crema espesa

1. Precaliente una parrilla.

2. Coloque el atún en una bandeja llana de cerámica o vidrio. En un tazón, bata el aceite, el vinagre, la salsa de soya y el jengibre. Vierta la mezcla sobre el atún, tápela y refrigérela durante 15 minutos (déle vuelta una vez durante ese tiempo). Retire el atún del adobo, séquelo con una toallita de papel y espolvoréele las semillas de ajonjolí. Cocínelo a la parrilla durante 4 minutos por cada lado.

3. Mientras el atún está a la parrilla, vierta el adobo en una sartén y hágalo hervir. Cocine durante 5 minutos. Agregue la crema y cocine a fuego lento durante 1 minuto (no deje que hierva).

4. Pase el atún a los platos y échele la salsa por encima. Sirva inmediatamente.

POR PORCIÓN

carbohidratos: 2.5 gramos; Carbohidratos Netos: 2 gramos; fibra: 0.5 gramos; proteína: 42 gramos; grasa: 20 gramos; calorías: 363

FASES 2–4

PIMIENTOS RELLENOS CON ENSALADA DE ATÚN Y NUEZ

*U*sted nunca echará de menos el pan gracias a esta picantita ensalada de atún. Para convertirla en un reconfortante almuerzo invernal, échele queso rallado por encima y cocínela durante unos minutos: se convertirá en un sabrosísimo fundido de atún.

TIEMPO DE PREPARACIÓN: 15 MINUTOS
DA 4 PORCIONES

½ taza de nueces picadas
½ taza de cebollinos picados
¼ de taza de aceite de oliva
¼ de taza de mayonesa
2 cucharadas de zumo de limón
1 cucharadita de mostaza
    Dijon
½ cucharadita de pimienta
    acabada de moler
sal a gusto

2 latas de 6 onzas de atún blanco
    en trozos (chunk white tuna),
    escurrido
2 pimientos verdes, sin tallos,
    cortados transversalmente a la
    mitad y sin semillas
2 cucharadas de perejil fresco
    picado
4 rodajas finas de limón para
    decoración (opcional)

1. Combine las nueces, los cebollinos, el aceite, la mayonesa, el zumo de limón, la mostaza, la pimienta y la sal en un tazón y mézclelos bien. Con un tenedor, agregue y revuelva cuidadosamente el atún.

2. Rellene cada mitad de pimiento con un cuarto de la mezcla de atún. Espolvoree con el perejil y adorne con las rodajas de limón si lo desea. Sirva inmediatamente.

POR PORCIÓN
carbohidratos: 9 gramos; Carbohidratos Netos: 6.5 gramos; fibra: 2.5 gramos; proteína: 26 gramos; grasa: 30 gramos; calorías: 401

FASES 2–4

Aguja con corteza de avellanas y pimienta

os filetes de pez aguja (también llamado pez espada o emperador) resultan perfectos con esta aromática corteza.

TIEMPO DE PREPARACIÓN: 15 MINUTOS •
TIEMPO DE COCCIÓN: 10 MINUTOS
DA 4 PORCIONES

⅓ de taza de avellanas molidas (o pistachos)

¼ de taza de pimienta negra fresca, molida en granos gruesos

2 cucharadas de cilantro molido

sal al gusto

4 filetes de aguja (1½ libras en total)

4 cucharadas de mantequilla, suavizada

¼ de taza de zumo de lima

1. Encienda el asador del horno y precaliéntelo. En un tazón pequeño combine las avellanas, la pimienta, el cilantro y la sal. Frote por todos lados los filetes de aguja con la mantequilla suave y cúbralos con la mezcla de avellana y condimentos.

2. Coloque al pescado en la bandeja del asador, sin la parrilla. Vierta el zumo de lima dentro de la bandeja. Ase la aguja durante 8 minutos y déle vuelta una sola vez, hasta que todo el pescado adquiera un color opaco. Sirva inmediatamente.

POR PORCIÓN
carbohidratos: 9 gramos; Carbohidratos Netos: 5 gramos; fibra: 4 gramos; proteína: 25.5 gramos; grasa: 22.5 gramos; calorías: 331

FASES 2−4

CALAMARES CON ALBAHACA Y LIMA

La albahaca dulce se mezcla a la perfección con el sabor suave, algo similar al de la nuez, del calamar. El calamar se congela bien, así que si usted no puede conseguir calamar fresco, puede usar el congelado sin problemas.

TIEMPO DE PREPARACIÓN: 25 MINUTOS •
TIEMPO DE ADOBO: 1 HORA
TIEMPO DE COCCIÓN: DE 5 A 10 MINUTOS
DA 4 PORCIONES

2 libras de calamares limpios, con los cuerpos cortados en anillos de ½ pulgada y los tentáculos cortados a la mitad

¼ de taza, más 1 o 2 cucharadas de aceite de oliva, divididas

zumo de dos limas

1 diente grande de ajo, picadito

½ cucharadita de salsa picante de pimiento

1 taza de albahaca fresca picadita

1. Combine los calamares, ¼ de taza de aceite de oliva, el zumo de lima, el ajo y la salsa picante de pimiento en un tazón y mézclelos bien. Tape y adobe en el refrigerador durante 1 hora.

2. Vierta 1 cucharada de aceite de oliva en un *wok* o una sartén pesada. Caliente a fuego medio–alto hasta que el aceite resplandezca. Retire los calamares del adobo, séquelos con papel toalla y colóquelos en el wok (puede cocinar los calamares en dos grupos, agregando más aceite si es necesario). Cocine, revolviendo con frecuencia, por 4 minutos, hasta que los calamares estén opacos y tiernos.

3. Adorne con albahaca y sirva inmediatamente.

POR PORCIÓN
carbohidratos: 9.5 gramos; Carbohidratos Netos: 9 gramos; fibra: 0.5 gramos; proteína: 35.5 gramos; grasa: 23.5 gramos; calorías: 398

FASES 2−4

CANGREJOS DE CONCHA SUAVE SALTEADOS

*L*os cangrejos o jaibas de concha suave, crujientes y deliciosos, resultan maravillosos con un chorrito de limón o con Salsa tártara de alcaparras (página 165).

TIEMPO DE PREPARACIÓN: 10 MINUTOS •
TIEMPO DE COCCIÓN: 10 MINUTOS
DA 4 PORCIONES

⅓ de taza de Atkins Quick Quisine™ Bake Mix o harina de soya

2 cucharadas de avellanas o almendras molidas

sal y pimienta al gusto

8 cangrejos de concha suave, limpios y secos

2 cucharadas de mantequilla

2 cucharadas de aceite de oliva

1. Combine la mezcla de hornear, las avellanas, la sal y la pimienta. Cubra los cangrejos con esta mezcla y sacúdales el exceso.

2. Caliente la mantequilla y el aceite de oliva en una sartén pesada a fuego medio hasta que se calienten bien, pero sin que lleguen a humear. Agregue los cangrejos, en grupos si es necesario, y cocine de 4 a 5 minutos por cada lado. Escúrralos en papel toalla y sirva inmediatamente.

POR PORCIÓN
carbohidratos: 2 gramos; Carbohidratos Netos: 1.5 gramos; fibra: 0.5 gramos; proteína: 13.5 gramos; grasa: 16 gramos; calorías: 206

FASES 2−4

Ensalada de cangrejo y aguacate

La combinación del genuino sabor del comino y el rico aguacate hacen de esta ensalada de cangrejos (jaibas) el almuerzo ligero por excelencia.

TIEMPO DE PREPARACIÓN: 15 MINUTOS

DA 4 PORCIONES

¼ de taza de apio picado

¼ de taza de pimiento rojo picado

¼ de taza de mayonesa

¼ de taza de zumo de limón

2 cucharadas de alcaparras
   escurridas

1 cucharadita de comino

sal y pimienta al gusto

8 onzas de masa de cangrejo (jaiba)
   cocinada

2 aguacates Hass mediados,
   cortados en cubitos

2 manojos de berros, sin los tallos

1. Combine al apio, el pimiento rojo, la mayonesa, el zumo de limón, las alcaparras, el comino, la sal y la pimienta, y mézclelos bien. Añada y mezcle cuidadosamente el cangrejo y el aguacate.

2. Divida el berro entre cuatro platos, colóqueles encima la ensalada de cangrejos y sirva inmediatamente.

POR PORCIÓN

carbohidratos: 10 gramos; Carbohidratos Netos: 4 gramos; fibra: 6 gramos; proteína: 15 gramos; grasa: 27.5 gramos; calorías: 330

FASES 1−4

Bacalao horneado con ajo y tomate

ste plato puede prepararse con antelación y mantenerse envuelto en el refrigerador, lo que lo hace ideal para una fiesta. Todo lo que usted tiene que hacer es ponerlo en el horno cuando lleguen sus invitados. Sírvalo en una fuente grande con unas cuantas ramitas de perejil para lograr una presentación atractiva.

TIEMPO DE PREPARACIÓN: 10 MINUTOS •
TIEMPO DE COCCIÓN: 20 MINUTOS
DA 4 PORCIONES

---

4 cucharadas de mantequilla, blanda y dividida

1 diente grande de ajo, picadito

4 filetes de bacalao de 8 onzas

1 tomate grande (de unas 8 onzas), rebanado lo más finamente posible

2 cucharadas de vino blanco seco

½ rebanada de pan Atkins Bakery™ Ready-to-Eat Sliced White Bread, desmenuzado en migas

1. Cocine 1 cucharada de la mantequilla con el ajo en una pequeña taza resistente al microondas durante 30 segundos, hasta que el ajo comience a adquirir color. Mezcle la mantequilla con ajo con el resto de la mantequilla e incorpórela bien. Precaliente el horno a 400°F.

2. Unte ⅔ de mantequilla con ajo en ambos lados de los filetes y coloque el pescado en una bandeja de hornear de cerámica o de vidrio. Coloque encima de cada filete 2 o 3 rodajas de tomate, ligeramente superpuestas unas con otras. Esparza el resto de la mantequilla con ajo encima de las rodajas de tomate. Vierta el vino dentro de la bandeja de hornear.

3. Hornee durante 10 minutos. Retire la bandeja del horno y remoje el pescado con los jugos que se han acumulado. Esparza por encima de cada filete una cucharada de migas de pan. Regrese la bandeja al horno y cocine el pescado durante 10 minutos más, hasta que las migas se doren.

4. Pase el pescado a una fuente de servir, vierta con una cuchara los jugos de la bandeja de hornear alrededor del pescado y sírvalo inmediatamente.

POR PORCIÓN
carbohidratos: 4.5 gramos; Carbohidratos Netos: 3.5 gramos; fibra: 1 gramo; proteína: 26 gramos; grasa: 19.5 gramos; calorías: 305

FASES 1—4

TORTAS DE SALMÓN

La mezcla de salmón puede convertirse también en tortas pequeñas para servirse como picaditas en una fiesta.

TIEMPO DE PREPARACIÓN: 15 MINUTOS •
TIEMPO DE COCCIÓN: 25 MINUTOS
DA 4 PORCIONES (8 TORTAS)

3 rebanadas de pan Atkins
    Bakery™ Ready-to-Eat Sliced
    White Bread
¼ de taza de aceite de oliva
1½ tazas de apio picado
¾ de taza de cebolla picada
1 cucharadita de sal
¾ de cucharadita de Old Bay®
    Seasoning
½ taza de mayonesa

2 cucharadas de cilantro
    picado
¾ de cucharadita de salsa
    Worcestershire
1½ libras de salmón cocinado y
    desmenuzado
Salsa tártara de alcaparras
    (página 165)
rodajas de limón

1. Parta el pan y colóquelo en el procesador de alimentos. Pulse hasta convertirlo en migas.

2. Caliente 2 cucharadas de aceite de oliva en una sartén a fuego medio. Agregue el apio y la cebolla, y cocine aproximadamente 10 minutos, revolviendo de vez en cuando, hasta que esté suave, pero sin que haya llegado a oscurecerse. Eche la sal y el condimento Old Bay® Seasoning, y cocine durante 30 segundos. Retire del calor y deje que se refresque.

3. Cuando los vegetales estén frescos, mézclelos con la mayonesa, el cilantro y la salsa Worcestershire en un tazón. Revuelva allí cuidadosamente el salmón y ¾ de taza de las migas de pan. Forme ocho tortas con esa masa. Pase las tortas por el resto de las migas de pan y déles suaves golpecitos para cubrirlas bien (las tortas en forma de hamburguesas deben quedar lo suficientemente húmedas como para que las migas se adhieran).

4. Caliente las restantes 2 cucharadas de aceite de oliva en una sartén grande y pesada a fuego medio–alto hasta que se caliente, pero sin que lle-

gue a humear. Eche allí las tortas de salmón, en dos grupos si es necesario, y cocine durante aproximadamente 3 minutos por cada lado, hasta que se doren bien. Escurra las tortas sobre papel toalla.

5. Sirva inmediatamente con salsa tártara y cuñitas de limón.

POR PORCIÓN

carbohidratos: 10.5 gramos; Carbohidratos Netos: 6 gramos; fibra: 4.5 gramos; proteína: 25 gramos; grasa: 47.5 gramos; calorías: 566

FASES 1–4

AVES

Pollo Cordon Bleu

Ensalada César rápida de pollo a la parrilla

Gallinita de Cornuallo con salsa de vino
y albaricoque

Pollo con limón y alcaparras

Piezas de pollo "empanizadas"

Ensalada de pollo al curry con pepinos

Ensalada de pollo con hinojo y pesto

Pollo Satay con coco y cilantro

Pollo con pepinos

Pollo a la páprika

Pollo con especias de la India

Pollo a la crema con champiñones

Pollo al tomatillo

Pechuga de pato en salsa de vino tinto

POLLO CORDON BLEU

$\mathcal{E}$ste delicioso clásico de la cocina francesa resulta maravilloso si se sirve con hongos salteados en mantequilla.

TIEMPO DE PREPARACIÓN: 20 MINUTOS •
TIEMPO DE COCCIÓN: 10 MINUTOS
DA 4 PORCIONES

½ taza de Atkins Quick Quisine™
   Bake Mix o harina de soya
sal y pimienta al gusto
2 huevos, ligeramente batidos
2 pechugas de pollo enteras, sin
   piel ni huesos, cortadas a la
   mitad

4 lonjas finas de queso suizo
4 lonjas finas de jamón cocido u
   horneado
2 cucharadas de aceite de oliva

1. En un plato, combine el polvo de hornear, la sal y la pimienta. Coloque los huevos en otro plato.

2. Machaque las pechugas de pollo hasta que queden muy finas, de alrededor de ⅛ de pulgada de grosor. Coloque 1 lonja de queso suizo y una lonja de jamón en cada trozo de pollo. Doble el pollo a la mitad para crear una especie de emparedado. Remoje el pollo en los huevos y páselo por el polvo de hornear, sacudiéndole el exceso.

3. Caliente el aceite en una sartén a fuego medio–alto hasta que se caliente bien, pero sin que llegue a humear. Cocine el pollo durante 4 o 5 minutos por cada lado, o hasta que esté bastante dorado y cocinado por completo. Sirva inmediatamente.

POR PORCIÓN

carbohidratos: 3.5 gramos; Carbohidratos Netos: 2 gramos; fibra: 1.5 gramos;
proteína: 32 gramos; grasa: 16.5 gramos; calorías: 290

FASES 1–4

ENSALADA CÉSAR RÁPIDA DE POLLO A LA PARRILLA

*P*ara hacer esta receta aún más rápida, prepare el aliño y los cubitos de pan tostado (croutons) el día anterior.

TIEMPO DE PREPARACIÓN: 20 MINUTOS •
TIEMPO DE ADOBO: 20 MINUTOS •
TIEMPO DE COCCIÓN: 10 MINUTOS
DA 4 PORCIONES

3½ cucharadas de aceite de oliva extra virgen

1 cucharada de zumo fresco de limón

sal y pimienta al gusto

4 mitades de pechugas de pollo sin piel y sin huesos, ligeramente aplanadas (de aproximadamente 6 a 7 onzas cada una)

2 rebanadas de pan Atkins Bakery™ Ready-to-Eat Sliced White Bread, cortadas en cubitos de ½ pulgada

1 receta de Aliño de ensalada César (página 176)

10 tazas de trozos de hojas de lechuga romana

½ taza de queso parmesano rallado

1. En un plato grande, bata 3 cucharadas del aceite con el zumo de limón, la sal y la pimienta. Agregue el pollo y déle vuelta para cubrirlo bien. Tápelo y refrigérelo durante al menos 20 minutos y hasta un máximo de 1 hora.

2. Caliente el resto de la ½ cucharada de aceite restante en una sartén pequeña. Añada los cubitos de pan, revolviendo frecuentemente, hasta que queden bien dorados. Sazónelos con sal y pimienta, y escúrralos en un papel toalla.

3. Precaliente la parrilla o el asador. Retire el pollo del adobo y séquelo dándole golpecitos con papel toalla. Ase a la parrilla o en el asador del horno el pollo de 4 a 5 minutos por cada lado, hasta que la sustancia le salga fácilmente cuando lo pinche con un cuchillo. Pase el pollo a un plato y manténgalo calentito.

4. Coloque el aliño César en una fuente grande para servir ensaladas, añada la lechuga y revuélvala bien. Añada los cubitos de pan y el queso par-

mesano, y de nuevo revuelva ligeramente. Divida la ensalada en partes iguales entre cuatro platos.

5. Corte cada pechuga de pollo en 5 tiras y colóquelas sobre la ensalada. Sirva inmediatamente.

POR PORCIÓN

carbohidratos: 9.5 gramos; Carbohidratos Netos: 5 gramos; fibra: 4.5 gramos; proteína: 53.5 gramos; grasa: 40 gramos; calorías: 612

FASES 1−4

GALLINITA DE CORNUALLO CON SALSA DE VINO Y ALBARICOQUE

*N*o hay plato que se compare con estas suculentas gallinitas (a las que muchas personas también llaman "codornices") cuando se sirven para una ocasión especial.

TIEMPO DE PREPARACIÓN: 20 MINUTOS •
TIEMPO DE COCCIÓN: 15 MINUTOS
DA 4 PORCIONES

2 cucharadas de mantequilla

4 gallinitas de Cornuallo pequeñas, divididas en cuartos (aproximadamente 1 libra cada una)

⅔ de taza de caldo de pollo bajo en sodio

½ taza de vino blanco seco

¼ de taza de mermelada de albaricoque (damasco) sin azúcar

2 cucharadas de zumo fresco de lima

2 cucharadas de cáscara de lima rallada

sal y pimienta al gusto

1. Caliente la mantequilla en una cazuela grande y pesada, o en un horno holandés, a fuego medio–alto, hasta que las burbujas desaparezcan. Agregue las gallinitas y cocine, dándoles vuelta una vez, durante 5 minutos por cada lado.

2. Añada a la cazuela el caldo de pollo, el vino, la mermelada, el zumo de lima, el polvo de cáscara de lima, la sal y la pimienta, y haga que hierva. Tápela en parte, baje el fuego a medio y cocine durante 15 minutos, o hasta que las gallinitas estén bien cocinadas por dentro. Sirva inmediatamente.

POR PORCIÓN
carbohidratos: 2 gramos; Carbohidratos Netos: 2 gramos; fibra: 0 gramos; proteína: 69 gramos; grasa: 61.5 gramos; calorías: 883

FASES 2–4

POLLO CON LIMÓN Y ALCAPARRAS

Las alcaparras, *con su sabor ácido, son un complemento ideal para el pollo. En este plato, las alcaparras y el zumo de limón se suavizan cuando se le añade mantequilla al líquido, lo que produce una sabrosa salsa.*

TIEMPO DE PREPARACIÓN: 10 MINUTOS •
TIEMPO DE COCCIÓN: 15 MINUTOS
DA 4 PORCIONES

2 cucharadas de aceite de oliva

1½ libras de piezas de pollo

⅔ de taza de vino blanco

2 cucharadas de zumo fresco de limón

2 cucharadas de alcaparras escurridas

2 cucharaditas de cáscara de limón rallada

3 cucharadas de mantequilla fría, cortada en pedacitos

1. Caliente el aceite en una sartén grande y pesada, a fuego alto, hasta que se caliente bien, pero sin que llegue a humear. Agregue el pollo y cocine, dándole vuelta una vez, de 3 a 4 minutos por cada lado, o hasta que quede bien dorado. Pase el pollo a un plato y manténgalo calentito.

2. Añada a la sartén el vino, el zumo de limón, las alcaparras y el polvo de cáscara de limón, y haga que hierva, revolviendo y raspando los pedacitos oscuros que se pegan al fondo de la sartén. Cocine a fuego lento durante 2 minutos. Vaya echando y batiendo allí los pedazos de mantequilla, uno por uno, y cocine a fuego lento durante 1 minuto. Coloque nuevamente el pollo en la sartén para que se caliente por completo.

3. Pase el pollo a una fuente de servir. Vierta la salsa por encima del pollo y sirva inmediatamente.

POR PORCIÓN
carbohidratos: 1.5 gramos; Carbohidratos Netos: 1 gramo: fibra: 0.5 gramos; proteína: 40 gramos; grasa: 18 gramos; calorías: 353

FASES 1–4

Piezas de pollo "empanizadas"

as piezas de pechuga de pollo "empanizadas" constituyen un plato rápido y fácil de cocinar del menú típico del hogar. Sirva esta versión de la forma tradicional, con unas gotas de zumo de limón.

TIEMPO DE PREPARACIÓN: 15 MINUTOS •
TIEMPO DE COCCIÓN: 20 MINUTOS
DA 4 PORCIONES

1 huevo, ligeramente batido
¼ de taza de Atkins Quick Quisine™ Bake Mix
¼ de taza de almendras molidas
1½ libras de piezas de pechuga de pollo

2 cucharadas de aceite de oliva o de canola
2 cucharadas de mantequilla
1 cucharada de perejil fresco picado, para adornar

1. Coloque el huevo en un plato grande. En otro plato, revuelva el polvo de hornear con las almendras. Pase cada pieza de pollo por el huevo y luego por el polvo de hornear, asegurándose de que el pollo quede bien cubierto. Sacuda el exceso.

2. Caliente 1 cucharada de aceite y 1 de mantequilla en una sartén grande y pesada a fuego medio hasta que se caliente bien, pero sin que llegue a humear. Agregue la mitad de las piezas de pollo y cocine hasta que queden bien doradas y totalmente cocinadas por dentro, aproximadamente 4 minutos por cada lado. Páselas a un plato y manténgalas calentitas. Repita con el aceite, la mantequilla y el pollo restantes, limpiando la sartén si es necesario.

3. Pase las piezas de pollo a una fuente, espolvoréelas con perejil y sirva inmediatamente.

POR PORCIÓN
carbohidratos: 3 gramos; Carbohidratos Netos: 1.5 gramos; fibra: 1.5 gramos; proteína: 43 gramos; grasa: 33 gramos; calorías: 485

FASES 2–4

ENSALADA DE POLLO AL CURRY CON PEPINOS

*E*l sabor suave y picante del polvo de curry contrasta con la frescura del pepino en esta aromática ensalada. Un toquecito de canela le da un aire fascinante.

TIEMPO DE PREPARACIÓN: 20 MINUTOS
DA 4 PORCIONES

½ taza de mayonesa

1 cebollino, finamente picado

1 cucharada de perejil fresco de hoja plana, picado

1½ cucharaditas de polvo de curry

1 cucharadita de vinagre de cidra

¼ de cucharadita de canela

sal y pimienta al gusto

3 tazas de pollo cocinado, cortado en cubos

⅓ de taza de apio picado

½ taza de pepinos, pelados y sin semillas

1. Bata la mayonesa, el cebollino, el perejil, el polvo de curry, el vinagre, la canela, la sal y la pimienta en una fuente grande.

2. Agregue el pollo, el apio y el pepino, y revuélvalos bien para que se combinen. Sirva inmediatamente, o refrigere, tapado, durante un máximo de 1 día.

POR PORCIÓN
carbohidratos: 2 gramos; Carbohidratos Netos: 1.5 gramos; fibra: 0.5 gramos; proteína: 30 gramos; grasa: 29 gramos; calorías: 392

FASES 1–4

ENSALADA DE POLLO CON HINOJO Y PESTO

*E*l pesto de albahaca es un delicioso complemento para esta ensalada de pollo con un toque del sabor a regaliz (orozuz) del hinojo.

TIEMPO DE PREPARACIÓN: 20 MINUTOS •
TIEMPO DE COCCIÓN: 5 MINUTOS
DA 4 PORCIONES

2 cucharadas de mantequilla

1½ libras de piezas de pechuga de pollo, cortadas en tiras de una pulgada

2 cucharadas de zumo de limón

6 cucharadas de Pesto de albahaca (página 169), divididas

1 bulbo mediano de hinojo, cortado a la mitad, sin semilla y finamente rebanado

1 taza de pimiento rojo picado

sal y pimienta al gusto

1. Caliente la mantequilla en una sartén a fuego medio–alto hasta que las burbujas desaparezcan. Agregue el pollo, rocíele un chorrito de zumo de limón y cocine, dándole vueltas con frecuencia, hasta que se dore, durante unos 5 minutos. Revuélvalo con 4 cucharadas del pesto, haciendo que el pollo quede bien cubierto.

2. Pase el pollo a una fuente grande de servir. Añada el hinojo, el pimiento rojo, las 2 cucharadas restantes de pesto, la sal y la pimienta. Revuelva bien. Sirva inmediatamente o refrigere, tapado, durante un máximo de 1 día.

POR PORCIÓN

carbohidratos: 9 gramos; Carbohidratos Netos: 6 gramos; fibra: 3 gramos; proteína: 40 gramos; grasa: 20.5 gramos; calorías: 381

FASES 2–4

Pollo Satay con coco y cilantro

El adobo de leche de coco convierte este pollo Satay en un plato tierno y jugoso. Esta receta también puede prepararse sin las brochetas. El Salsa de maní para dip (página 164) es su acompañamiento tradicional.

TIEMPO DE PREPARACIÓN: 30 MINUTOS •
TIEMPO DE COCCIÓN: 7 MINUTOS
DA 4 PORCIONES

1 lata de 14 onzas de leche de coco sin endulzar

⅓ de taza de cilantro fresco picadito

2 cucharadas de zumo de lima

1 cucharadita de pimientos (chiles) jalapeños frescos picaditos

1 diente de ajo pequeño, picadito

sal y pimienta al gusto

1½ libras de piezas de pechugas de pollo, cortadas en tiras de 1 pulgada

1. Combine en un tazón la leche de coco (y reserve 1 cucharada si va a preparar el Salsa de maní para dip), el cilantro, el zumo de lima, el jalapeño, el ajo, la sal y la pimienta, y mézclelos bien. Agregue el pollo y revuélvalo para que se cubra bien. Tape y refrigere durante al menos 20 minutos y hasta un máximo de 1 hora. Encienda el horno y precaliente el asador.

2. Ensarte las tiras de pollo en brochetas de metal, sacudiéndoles el exceso de adobo, y áselas, dándoles vuelta una sola vez, durante 7 minutos, o hasta que el pollo se dore ligeramente y se cocine bien por dentro. Páselas a una fuente y sirva inmediatamente.

POR PORCIÓN

carbohidratos: 4 gramos; Carbohidratos Netos: 3 gramos; fibra: 1 gramo; proteína: 41 gramos; grasa: 23 gramos; calorías: 387

FASES 1–4

POLLO CON PEPINOS

*E*ste pollo ligeramente condimentado tiene un sabor sutil que lo convierte en un agradable plato para un clima cálido.

TIEMPO DE PREPARACIÓN: 10 MINUTOS •
TIEMPO DE COCCIÓN: 20 MINUTOS
DA 4 PORCIONES

2 cucharadas de mantequilla
2 cucharadas de aceite de oliva
8 muslos de pollo sin hueso, cortados en mitades
2 pepinos pequeños, pelados, sin semillas y picados
2 dientes de ajo, picaditos

sal y pimienta al gusto
1 taza de caldo de pollo bajo en sodio
⅓ de taza de crema agria
1 cucharada de eneldo fresco picadito

1. Caliente la mantequilla y el aceite en una sartén a fuego medio hasta que se caliente bien, pero sin que llegue a humear. Agregue el pollo y cocine, dándole vueltas frecuentemente, de 10 a 12 minutos, hasta que se dore. Pase el pollo a un plato y manténgalo calentito.

2. Añada a la sartén los pepinos, el ajo, la sal y la pimienta, y cocine, revolviendo frecuentemente, durante 2 minutos.

3. Regrese el pollo a la sartén y añada el caldo de pollo. Hágalo hervir y luego cocínelo a fuego lento durante 5 minutos. Retire del fuego y vierta en la sartén la crema agria y el eneldo. Sirva inmediatamente.

POR PORCIÓN

carbohidratos: 4.5 gramos; Carbohidratos Netos: 3.5 gramos; fibra: 1 gramo; proteína: 33 gramos; grasa: 44 gramos; calorías: 551

FASES 1—4

POLLO A LA PÁPRIKA

La primera vez que cociné este plato, el doctor Atkins quedó encantado y me llenó de elogios. Espero que usted reciba los mismos halagos cuando lo sirva.

TIEMPO DE PREPARACIÓN: 10 MINUTOS •
TIEMPO DE COCCIÓN: 20 MINUTOS
DA 4 PORCIONES

2 cucharadas de mantequilla

¼ de taza de aceite de oliva, dividida

1 taza de cebolla finamente picada

1 pollo (aproximadamente 3 libras), cortado en piezas, entre 8 y 12

1 cucharada de páprika húngara o pimentón rojo (se vende en tiendas de comestibles especializadas)

sal y pimienta al gusto

¼ de taza de caldo de pollo bajo en sodio

¼ de taza de vino blanco

½ taza de crema agria

1 yema de huevo grande

1. Caliente la mantequilla y 2 cucharadas de aceite de oliva en una sartén a fuego medio–alto. Agregue la cebolla y cocine durante 3 minutos. Añada las piezas de pollo, con el lado de la piel hacia abajo, y cocine durante cinco minutos por cada lado. Añada la páprika, la sal, la pimienta y las 2 cucharadas de aceite de oliva restantes, y cocine durante 2 minutos sin dejar de revolver.

2. Haga hervir el caldo de pollo y el vino en una cacerola pequeña. Eche la crema agria y la yema de huevo en un tazón y bátalos. Lentamente, añada la mezcla de caldo y vino a la mezcla de huevo, batiendo hasta que esté suave.

3. Vierta la salsa por encima del pollo en la sartén. Tape y cocine a fuego lento durante 10 minutos. Sirva inmediatamente.

POR PORCIÓN

carbohidratos: 6 gramos; Carbohidratos Netos: 5 gramos; fibra: 1 gramo; proteína: 60 gramos; grasa: 59 gramos; calorías: 812

FASES 1—4

Pollo con especias de la India

uando se cocina a fuego lento con cúrcuma, también conocida como aza-frán de la India, las pechugas de pollo adquieren un aroma maravilloso. La cúrcuma ha sido venerada durante siglos, no sólo por su sabor, sino también por sus propiedades medicinales.

TIEMPO DE PREPARACIÓN: 10 MINUTOS •
TIEMPO DE COCCIÓN: 15 MINUTOS
DA 4 PORCIONES

---

3 cucharadas de mantequilla

1½ libras de piezas de pechuga de pollo, cortadas en tiras de 1 pulgada

8 dientes de ajo, picaditos

3 cucharaditas de comino

2 cucharaditas de cúrcuma

1 cucharadita de hojuelas de pimienta roja secas (opcional)

1 taza de caldo de pollo bajo en sodio

1 taza de yogur de leche sin desgrasar

2 cucharadas de cilantro picadito o perejil de hoja plana fresco para adornar (opcional)

1. Caliente la mantequilla en una cazuela grande y pesada a fuego medio–alto hasta que desaparezcan las burbujas. Agregue las tiras de pollo y cocine, revolviendo, hasta que se doren, aproximadamente durante 2 minutos. Añada el ajo, el comino, la cúrcuma y las hojuelas de pimienta roja opcionales, y cocine, revolviendo de vez en cuando, durante 2 minutos.

2. Agregue el caldo de pollo, baje el calor y cocine a fuego lento revolviendo de vez en cuando, durante unos 5 minutos, justo hasta que el pollo esté cocinado por completo. Poco a poco, vaya echando el yogur y cocine cuidadosamente a fuego lento durante 3 minutos, o hasta que se caliente totalmente (no deje que hierva).

3. Pase el pollo y la salsa a una fuente de servir, adorne con cilantro o perejil si lo desea, y sirva inmediatamente.

POR PORCIÓN

carbohidratos: 6.5 gramos; Carbohidratos Netos: 5.5 gramos; fibra: 1 gramo; proteína: 42 gramos; grasa: 13 gramos; calorías: 323

FASES 3 Y 4

POLLO A LA CREMA CON CHAMPIÑONES

Este delicioso pollo a la crema, reconfortante en las noches frías, se puede servir solo o sobre tostaditas hechas de pan bajo en carbohidratos.

TIEMPO DE PREPARACIÓN: 10 MINUTOS •
TIEMPO DE COCCIÓN: 25 MINUTOS
DA 4 PORCIONES

1½ libras de piezas de pechugas de pollo, cortadas en trocitos de 1 pulgada

sal y pimienta al gusto

2 cucharaditas de tomillo fresco picadito o ½ cucharadita de tomillo seco desmenuzado

3 cucharadas de mantequilla, divididas

2 tazas de champiñones (hongos) cortados en lascas

¼ de taza de chalotes picados

⅔ de taza de vino blanco seco

⅔ de taza de caldo de pollo bajo en sodio

⅔ de taza de crema espesa

¼ de taza de perejil de hoja plana, fresco y picadito

1. Sazone el pollo con sal, pimienta y tomillo. Caliente dos cucharadas de la mantequilla en una sartén hasta que las burbujas desaparezcan. Agregue el pollo y cocine a fuego medio–alto durante aproximadamente 3 minutos, hasta que quede ligeramente dorado.

2. Añada los champiñones y cocine durante 2 minutos, revolviendo de vez en cuando. Pase la mezcla de pollo con champiñones a un plato y manténgala calentita.

3. Derrita la cucharada de mantequilla restante en la sartén a fuego medio. Agregue los chalotes y cocine durante 2 minutos. Eche allí el vino y el caldo, raspe los pedacitos oscuros que puedan haber quedado en el fondo de la sartén, y haga que hierva. Baje el calor y cocine a fuego lento durante 5 minutos. Añada la crema y cocine cuidadosamente a fuego lento durante 5 minutos.

4. Regrese la mezcla de pollo y champiñones a la sartén, eche allí el perejil y caliente. Sirva inmediatamente.

POR PORCIÓN

carbohidratos: 5 gramos; Carbohidratos Netos: 4.5 gramos; fibra: 0.5 gramos; proteína: 42 gramos; grasa: 26 gramos; calorías: 447

FASES 1–4

POLLO AL TOMATILLO

*C*uando quiero una cena rápida durante la semana, a menudo preparo pollo. Si usted tiene un pomo de salsa verde en la alacena, este plato principal puede estar listo en poco tiempo.

TIEMPO DE PREPARACIÓN: 10 MINUTOS •
TIEMPO DE COCCIÓN: 45 MINUTOS
DA 4 PORCIONES

POLLO

1 cucharada de aceite de oliva

¾ de cucharadita de sal

1 cucharada de comino

4 muslos de pollo enteros

1 taza de salsa de tomatillo asado, de sabor ligero o moderado

½ taza de caldo de pollo bajo en sodio

ADEREZO

½ cucharadita de aceite de oliva

¼ de cucharadita de semillas de calabaza

¼ de cucharadita de sal

1. Coloque una parilla en el tercio superior del horno (a unas 6 pulgadas de la fuente de calor). Precaliente el horno a 350°F.

2. Caliente el aceite a fuego medio–alto en una sartén para hornear de 12 pulgadas. Combine la sal y el comino y espolvoréelos parejamente a ambos lados del pollo. Dore bien los muslos, 6 minutos por cada lado, dándoles vuelta una sola vez, hasta que queden muy dorados (no deje que el pollo se queme; baje el fuego ligeramente si se pone demasiado oscuro).

3. Añada la salsa y el caldo, y cubra colocando por encima un papel de aluminio que quede suelto, no fijo contra la sartén. Hornee durante 35 minutos.

4. Entretanto, prepare el aderezo para adornar. Caliente el aceite en una sartén pequeña. Agregue las semillas de calabaza y cocine, agitando la sartén, durante 1 o 2 minutos, hasta que las semillas se tuesten ligeramente y se inflen un poco (puede que las semillas se abran). Espolvoree con la sal y aparte hacia un lado.

5. Quite la cubierta del pollo y hornee de 5 a 6 minutos más, hasta que se vea bastante oscuro.

6. Pase el pollo a una fuente, vierta los jugos sobre el pollo con una cuchara y riéguele por encima las semillas de calabaza. Sirva inmediatamente.

POR PORCIÓN

carbohidratos: 9.5 gramos; Carbohidratos Netos: 6.5 gramos; fibra: 3 gramos; proteína: 48 gramos; grasa: 2.5 gramos; calorías: 525

FASES 2−4

PECHUGA DE PATO EN SALSA DE VINO TINTO

*L*as lonjas de pato, bañadas con este cremoso y rico vino, constituyen un elegante plato principal para una cena formal.

TIEMPO DE PREPARACIÓN: 10 MINUTOS •
TIEMPO DE COCCIÓN: 25 MINUTOS
DA 4 PORCIONES

2 pechugas de pato enteras, deshuesadas

2 cucharadas de mantequilla

2 chalotes grandes, finamente picados

1 taza de vino tinto seco

2 cucharadas de vinagre balsámico

2 cucharadas de salsa Worcestershire

2 cubitos de caldo de res

½ taza de crema espesa

1. Pinche la piel del pato por todos lados con un tenedor. Ponga a fuego a medio–alto una sartén no adherente hasta que se caliente bien. Coloque en la sartén las pechugas de pato, con el lado de la piel hacia abajo, y cocine de 8 a 10 minutos, o hasta que la piel esté crujiente y oscurita. Déle vuelta al pato y cocine 5 minutos más. Pase el pato a un plato y manténgalo calentito.

2. Limpie la sartén. Derrita la mantequilla a fuego medio. Agregue los chalotes y cocine durante 1 minuto, justo hasta que se doren ligeramente. Añada el vino, el vinagre, la salsa Worcestershire y los cubitos de caldo, y haga que hierva, revolviendo para disolver los cubos. Reduzca el calor y cocine a fuego lento durante 5 minutos. Eche allí la crema y caliente bien (pero no deje que hierva).

3. Corte el pato en lonjas delgadas y entonces viértale la salsa por encima. Sirva inmediatamente.

POR PORCIÓN
carbohidratos: 6.5 gramos; Carbohidratos Netos: 6.5 gramos; fibra: 0 gramos; proteína: 19 gramos; grasa: 20.5 gramos; calorías: 323

FASES 1–4

CERDO

Chuletas de cerdo con naranja y romero

Cerdo con salsa de ají picante (chile)

Cerdo frito con castañas de agua

Albóndigas de ajo y eneldo

Jamón con salsa de crema de Oporto

Costillas de cerdo a la barbacoa

Cazuela de cerdo con tomates y champiñones

Chuletas de cerdo con chile poblano
y salsa de crema de cebolla

Chuletas de cerdo deshuesadas
y frotadas con aliño picante

CHULETAS DE CERDO CON NARANJA
Y ROMERO

*E*n esta receta, la naranja y la mostaza realzan el sabor de las chuletas de cerdo. El sabor de la salsa es tan dulce e intenso que usted nunca le echará de menos a la mermelada de manzana, que es su acompañante tradicional.

TIEMPO DE PREPARACIÓN: 5 MINUTOS •
TIEMPO DE COCCIÓN: 12 MINUTOS
DA 4 PORCIONES

4 chuletas de cerdo de centro, de aproximadamente ¾ de pulgada de grosor
sal y pimienta al gusto
¼ de taza de Atkins Quick Cuisine™ Bake Mix o harina de soya
2 cucharadas, más 1 cucharadita, de mantequilla, divididas

¼ de taza de chalotes picados
⅔ de taza de vino blanca seco
1 cucharadita de salsa Worcestershire
1 cucharadita de cáscara de naranja, rallada
2 cucharaditas de mostaza Dijon
1 cucharadita de romero seco desmenuzado

1. Sazone las chuletas de cerdo con sal y pimienta; espolvoréela ligeramente la mezcla de hornear y quítele el exceso.

2. Caliente 2 cucharadas de mantequilla en una sartén a fuego medio–alto y cocine las chuletas de cerdo durante 5 minutos por cada lado. Pase las chuletas de cerdo a una fuente de servir y manténgalas calentitas.

3. Caliente la cucharadita de mantequilla restante y cocine los chalotes hasta que queden suaves, aproximadamente 1 minuto. Agregue el vino, la salsa Worcestershire, el polvo de cáscara de naranja, la mostaza y el romero. Haga que hierva, luego baje el calor y cocine a fuego lento durante 2 minutos, raspando los pedacitos de carne que hayan quedado en el fondo de la sartén. Vierta la salsa por encima de las chuletas de cerdo y sirva inmediatamente.

POR PORCIÓN
carbohidratos: 5.5 gramos; Carbohidratos Netos: 4.5 gramos; fibra: 1 gramo; proteína: 47 gramos; grasa: 29 gramos; calorías: 503

FASES 1–4

CERDO CON SALSA DE AJÍ PICANTE (CHILE)

El ají o chile serrano le da a este plato un maravilloso sabor de la zona del suroeste de Estados Unidos. Puede usar carne de res en lugar de cerdo para lograr una variante igualmente sabrosa.

TIEMPO DE PREPARACIÓN: 5 MINUTOS • TIEMPO DE COCCIÓN: 20 MINUTOS DA 4 PORCIONES

1 cebollino, picadito

3 dientes de ajo

½ taza de pimiento verde picado

½ taza de tomatillos o tomates verdes picados

1 ají o chile serrano, sin semillas y picado

½ taza de caldo de res

1 cucharada de zumo fresco de lima

3 cucharadas de aceite de oliva

1½ libras de lomo de cerdo, cortado en cubos

1 cucharada de ají picante (chile) en polvo

1. Encienda el horno y precaliente el asador. Combine en una procesadora de alimentos el cebollino, el ajo, el pimiento, los tomatillos, el ají o chile en polvo, el caldo y el zumo de lima durante 1 minuto, o hasta que se mezclen bien.

2. Pase la mezcla a una cacerola y hágala hervir. Baje el calor y cocine a fuego lento durante 10 minutos.

3. Caliente el aceite en una sartén grande no adherente a fuego medio. Agregue el cerdo y espolvoréele el chile en polvo. Cocine de 6 a 8 minutos, hasta que se dore y se cocine por completo. Escurra el exceso de aceite. Añada la salsa de ají o chile a la sartén y mézclelos bien. Pase a una fuente y sirva inmediatamente.

POR PORCIÓN

carbohidratos: 5 gramos; Carbohidratos Netos: 3.5 gramos; fibra: 1.5 gramos; proteína: 38 gramos; grasa: 19 gramos; calorías: 347

FASES 1–4

CERDO FRITO CON CASTAÑAS DE AGUA

*L*as crujientes castañas de agua le aportan una maravillosa textura a este sencillo sofrito al estilo asiático.

TIEMPO DE PREPARACIÓN: 15 MINUTOS •
TIEMPO DE COCCIÓN: 15 MINUTOS
DA 4 PORCIONES

---

2 cucharadas de aceite de canola

1½ libras de lomo de cerdo, rebanado en tiras finas

4 cebollinos, cortados en trocitos de ½ pulgada

3 dientes de ajo, picaditos

1 taza de castañas de agua picadas, escurridas y secadas con papel toalla

⅔ de taza de champiñones (hongos) rebanados

½ pimiento verde, cortado en tiras finas

2 cucharadas de vinagre de vino de arroz

sal y pimienta al gusto

1 cucharada de aceite de ajonjolí

1 cucharada de salsa de soya

1. Caliente el aceite de canola en una sartén pesada o un wok. Agregue el cerdo y sofría al estilo asiático (*stir–fry*) de 3 a 4 minutos, hasta que el cerdo comience a dorarse. Añada los cebollinos y el ajo y cocine durante 1 minuto más. Agregue las castañas de agua, los champiñones y el pimiento. Cocine durante 2 minutos, sin dejar de revolver.

2. Añada el vinagre, la sal, la pimienta, el aceite de ajonjolí y la salsa de soya, y cocine durante 2 minutos. Sirva inmediatamente.

POR PORCIÓN

carbohidratos: 7 gramos; Carbohidratos Netos: 5.5 gramos; fibra: 1.5 gramos; proteína: 34 gramos; grasa: 23 gramos; calorías: 368

FASES 1−4

ALBÓNDIGAS DE AJO Y ENELDO

*D*esde que preparé este plato para una cena de invitados, me piden constantemente que lo repita. Como aperitivo, sirva las albóndigas con palillos de dientes, o sobre una cama de Salsa cremosa de champiñones (página 166) si las presenta como plato principal.

TIEMPO DE PREPARACIÓN: 20 MINUTOS •
TIEMPO DE COCCIÓN: 35 MINUTOS
2 PORCIONES COMO PLATO PRINCIPAL O
4 PORCIONES COMO APERITIVO

1 libra de pollo molido (picadillo)
½ libra de cerdo molido (picadillo)
1 cebolla pequeña, finamente
   picada
½ taza pellejo de cerdo molido
   (opcional)

1 huevo
2 dientes de ajo, picaditos
2 cucharadas de eneldo fresco
   picadito
sal y pimienta al gusto
2 cucharadas de aceite de canola

1. Precaliente el horno a 375°F. Combine el pollo, el cerdo, el pellejo de cerdo si lo usa, el huevo, el eneldo, la sal y la pimienta en un tazón y mézclelos bien. Divida la mas en 12 albóndigas de 2 pulgadas.

2. Caliente el aceite en una sartén grande de hornear a fuego medio–alto hasta que se caliente, pero sin que llegue a humear. Cocine hasta que las albóndigas se oscurezcan por toda la circunferencia, aproximadamente 6 minutos.

3. Pase la sartén al horno y hornee las albóndigas, tapadas, durante 15 minutos, hasta que se cocinen totalmente. Sirva inmediatamente.

POR PORCIÓN
carbohidratos: 4.5 gramos; Carbohidratos Netos: 3.5 gramos; fibra: 1 gramo; proteína: 70.5 gramos; grasa: 39.5 gramos; calorías: 671

FASES 1–4

Jamón con salsa de crema de Oporto

*N*o va a creer lo fácil que es realzar bistecs de jamón precocinados con esta deliciosa salsa de vino de Oporto. Para este plato también puede usar el jamón que ha sobrado de la comida y lograr excelentes resultados.

TIEMPO DE PREPARACIÓN: 15 MINUTOS •
TIEMPO DE COCCIÓN: 15 MINUTOS
DA 4 PORCIONES

2 cucharadas de mantequilla
¼ de taza de chalotes finamente picados
⅓ de taza de vino blanco seco
¼ de taza de vino de Oporto

2 libras de bistec de jamón precocinado bajo en sodio
⅓ de taza de crema espesa
1 cucharadita de pasta de tomate
sal y pimienta al gusto

1. Caliente la mantequilla en una sartén a fuego medio hasta que las burbujas desaparezcan. Agregue los chalotes y cocine hasta que estén translúcidos, aproximadamente 2 minutos. Añada a la sartén el vino blanco, el vino de Oporto y el jamón. Haga que hierva, luego baje el calor y cocine a fuego lento durante 3 minutos. Pase el jamón a una fuente y manténgalo calentito.

2. Bata la crema y la pasta de tomate junto con la salsa que quedó en la sartén y haga que la mezcla hierva ligeramente. Baje un poco el calor y cocine a fuego lento durante unos 4 minutos, hasta que se espese ligeramente. Sazone con sal y pimienta. Vierta la salsa por encima del jamón y sirva inmediatamente.

POR PORCIÓN
carbohidratos: 5 gramos; Carbohidratos Netos: 5 gramos; fibra: 0 gramos; proteína: 38.5 gramos; grasa: 20.5 gramos; calorías: 386

FASES 1—4

Costillas de cerdo a la barbacoa

*L*as costillas de cerdo son uno de los platos que más disfruto; por eso he creado una versión rápida que usted puede preparar en un abrir y cerrar de ojos, incluso después de un largo día de trabajo.

TIEMPO DE PREPARACIÓN: 10 MINUTOS •
TIEMPO DE COCCIÓN: 25 MINUTOS
DA 4 PORCIONES

---

3 libras de costillas de cerdo

2 hojas de laurel

2 cucharadas de granos de
   pimienta enteros

2 cucharadas de mantequilla
   blanda

2 cucharadas de salsa Atkins Quick
   Quisine™ Barbeque Sauce

2 cucharaditas de salsa de ají
   (chile) picante

1. Encienda el horno y precaliente el asador.

2. Coloque las costillas en una olla grande, cúbralas con agua, agregue las hojas de laurel y los granos de pimienta, y haga que hiervan. Baje el calor, tape y cocine a fuego lento durante 20 minutos.

3. Entretanto, combine la mantequilla, la salsa de barbacoa y la salsa de chile picante en un tazón pequeño. Escurra las costillas y cúbralas por todos lados con la mezcla de mantequilla.

4. Ase las costillas de 4 a 6 minutos, dándole vuelta una sola vez, o hasta que estén doradas y crujientes. Sirva inmediatamente.

POR PORCIÓN
*carbohidratos: 3 gramos; Carbohidratos Netos: 1.5 gramos; fibra: 1.5 gramos;
proteína: 47 gramos; grasa: 54.5 gramos; calorías: 700*

FASES 1–4

CAZUELA DE CERDO CON TOMATES Y CHAMPIÑONES

*U*sted no tiene que esperar horas para saborear esta suculenta cazuela, enriquecida con una sabrosa salsa de tomate y champiñones. Está lista en menos de 40 minutos.

TIEMPO DE PREPARACIÓN: 10 MINUTOS •
TIEMPO DE COCCIÓN: 25 MINUTOS
DA 4 PORCIONES

2 cucharadas de aceite de oliva

4 chuletas de cerdo deshuesadas, de centro, cortadas contra la fibra en 3 trozos

2 cebollas picaditas

2 tomates picaditos

¾ de taza de champiñones (hongos) blancos rebanados

3 dientes de ajo, picaditos

½ taza de caldo de pollo bajo en sodio

sal y pimienta al gusto

⅓ de taza de aceitunas negras sin semillas (opcional)

1. Caliente el aceite en una sartén grande y pesada a fuego medio–alto hasta que se caliente bien, pero sin que llegue a humear. Agregue los trozos de cerdo y cocine durante 2 minutos por cada lado. Páselos a un plato y manténgalos calentitos.

2. Añada las cebollas a la sartén y cocine, revolviendo, durante 3 minutos. Agregue y revuelva los tomates, los champiñones y el ajo, y cocine durante 3 minutos. Añada el caldo de pollo, la sal y la pimienta, y haga que hierva. Reduzca el calor, tape y cocine a fuego lento, revolviendo de vez en cuando, durante 10 minutos.

3. Regrese el cerdo a la sartén y cocine, destapado, durante 2 minutos para que se caliente por completo. Agregue las aceitunas, si las usa, y cocine a fuego lento durante 3 minutos. Sirva inmediatamente.

POR PORCIÓN
carbohidratos: 9 gramos; Carbohidratos Netos: 7 gramos; fibra: 2 gramos; proteína: 20 gramos; grasa: 12 gramos; calorías: 225

FASES 1—4

CHULETAS DE CERDO CON CHILE POBLANO Y SALSA DE CREMA DE CEBOLLA

*E*n México, los ajíes o chiles poblanos se tuestan y después se pelan. En esta receta he omitido esos pasos, pero el resultado final sigue siendo para chuparse los dedos.

TIEMPO DE PREPARACIÓN: 10 MINUTOS •
TIEMPO DE COCCIÓN: 15 MINUTOS
DA 4 PORCIONES

1 cucharada de aceite de oliva
4 chuletas de cerdo de centro (de aproximadamente 10 onzas cada una)
sal y pimienta al gusto

1 taza de chiles poblanos sin semillas y picados
1 taza de cebolla amarilla picada
1 taza de crema espesa
¼ de taza de agua

1. Caliente el aceite de oliva en una sartén grande a fuego medio–alto hasta que se caliente bien, pero sin que llegue a humear. Sazone las chuletas de cerdo con sal y pimienta, y cocine de 4 a 5 minutos por cada lado, hasta que se doren bien. Pase las chuletas a un plato y manténgalas calentitas.

2. Reduzca el fuego a medio–bajo. Agregue los chiles poblanos, la cebolla, la sal y la pimienta, y cocine, revolviendo de vez en cuando, de 6 a 7 minutos. Añada y revuelva allí la crema y el agua, y haga que hierva. Agregue las chuletas y cocine durante 2 minutos por cada lado.

3. Pase el cerdo a una fuente y viértale por encima la salsa de crema. Sirva inmediatamente.

POR PORCIÓN
carbohidratos: 7.5 gramos; Carbohidratos Netos: 6 gramos; fibra: 1.5 gramos; proteína: 45.5 gramos; grasa: 37.5 gramos; calorías: 557

FASES 1–4

Chuletas de cerdo deshuesadas y frotadas con aliño picante

El sabor del cerdo se realza si la carne se frota con un sabroso aderezo de especias de rápida preparación. Sirva este plato con salsa verde y tortillas bajas en calorías.

TIEMPO DE PREPARACIÓN: 10 MINUTOS •
TIEMPO DE ENFRIAMIENTO: 15 MINUTOS
TIEMPO DE COCCIÓN: 15 MINUTOS
DA 4 PORCIONES

2 cucharadas de aceite de oliva

1 cucharada de chile (ají picante) en polvo

1 cucharadita de páprika (pimentón rojo) picante

1 cucharadita de ajo picadito

1 cucharadita de sal

½ cucharadita de orégano seco desmenuzado

¼ de cucharadita de comino molido

¼ de cucharadita de pimienta negra recién molida

4 chuletas de cerdo deshuesadas (de 8 a 10 onzas cada una)

1 lima, cortado en 8 cuñitas

1. En un tazón pequeño, combine el aceite de oliva, el chile en polvo, la páprika, el ajo, la sal, el orégano, el comino y la pimienta. Mézclelos bien. Frote esta mezcla de especias de forma pareja por todas las chuletas de cerdo. Tape y refrigere durante 15 minutos.

2. Encienda el horno y caliente el asador. Ase las chuletas de cerdo de 5 a 6 minutos por cada lado, hasta que se doren bien y se cocinen por completo. Sirva inmediatamente, con 2 cuñitas de lima por cada chuleta.

POR PORCIÓN
carbohidratos: 2 gramos; Carbohidratos Netos: 1 gramo; fibra: 1 gramo; proteína: 48.5 gramos; grasa: 25 gramos; calorías: 438

FASES 1—4

CORDERO

Chuletas de cordero adobadas a la parrilla

Brochetas de piezas de cordero a la parrilla
con limón y romero

Costillar de cordero con colecitas de Bruselas

Cordero al curry

Cordero a la páprika con col

CHULETAS DE CORDERO ADOBADAS A LA PARRILLA

*S*encillas y sabrosísimas, estas chuletas de cordero están totalmente impregnadas del rico sabor de su adobo, el cual les da también una maravillosa cubierta crujiente y glaseada.

**TIEMPO DE PREPARACIÓN: 10 MINUTOS •
TIEMPO DE ADOBO: 15 MINUTOS
TIEMPO DE COCCIÓN: 8 MINUTOS
DA 4 PORCIONES**

2 cucharadas de aceite de oliva

1 cucharada de salsa Worcestershire

3 cucharadas de zumo fresco de lima

3 cucharadas de salsa de soya

3 dientes de ajo, picaditos

sal y pimienta al gusto

2 libras de chuletas de cordero (cada una de aproximadamente ¾ de pulgada de grosor)

1. Encienda el horno y precaliente el asador. Bata el aceite, la salsa Worcestershire, el zumo de lima, la salsa de soya, el ajo, la sal y la pimienta en un tazón grande. Agregue las chuletas de cordero y póngales a adobar en el refrigerador, tapadas, durante 15 minutos y hasta un máximo de 1 hora.

2. Retire las chuletas de cordero del adobo y séquelas mediante golpecitos con papel toalla. Ase las chuletas durante 4 minutos por cada lado para que queden entre término medio y ligeramente crudas, o hasta el punto de cocción que usted prefiera. Sirva inmediatamente.

POR PORCIÓN

carbohidratos: 1 gramo; Carbohidratos Netos: 1 gramo; fibra: 0 gramos; proteína: 30.5 gramos; grasa: 11.5 gramos; calorías: 237

FASES 1–4

BROCHETAS DE PIEZAS DE CORDERO A LA PARRILLA CON LIMÓN Y ROMERO

El cordero era uno de los platos favoritos del doctor Atkins, y esta versión no puede ser más fácil. El adobo cubre cada trozo de cordero, haciéndolo suculento y delicioso. Si usted no tiene una parrilla, puede cocinar el cordero en el asador del horno.

TIEMPO DE PREPARACIÓN: 10 MINUTOS •
TIEMPO DE ADOBO: 15 MINUTOS
TIEMPO DE COCCIÓN: 12 MINUTOS
DA 4 PORCIONES

¼ de taza de zumo fresco de limón

¼ de taza de aceite de oliva

1 cucharada de romero fresco picadito o 1 cucharadita de romero seco

2 dientes ajo, picadito

1 cucharadita de cáscara de limón, rallada

2 libras de chuletas de cordero deshuesadas, cortadas en cubos de 1 pulgada

1. Precaliente la parrilla o el asador del horno. Bata el zumo de limón, el aceite, el romero, el ajo y el polvo de cáscara de limón en un tazón. Agregue el cordero y revuélvalo ligeramente, asegurándose de que cada pieza esté bien cubierta con el adobo. Tape y refrigere de 10 a 15 minutos.

2. Ensarte el cordero en brochetas. Cocine durante 12 minutos a la parrilla o en el asador, dándole vuelta una sola vez, hasta alcanzar un término medio. Sirva inmediatamente.

POR PORCIÓN

carbohidratos: 0.5 gramos; Carbohidratos Netos: 0.5 gramos; fibra: 0 gramos; proteína: 47 gramos; grasa: 18.5 gramos; calorías: 372

FASES 1–4

COSTILLAR DE CORDERO CON COLECITAS DE BRUSELAS

El costillar de cordero constituye un plato fuerte perfecto para una ocasión especial. Usted puede duplicar o triplicar la receta para una elegante cena de invitados.

TIEMPO DE PREPARACIÓN: 30 MINUTOS •
TIEMPO DE COCCIÓN: 35 MINUTOS
DA 4 PORCIONES

---

2 tazas de colecitas de Bruselas frescas, sin tallos y picadas en cuartos

2 cucharadas de aceite de oliva

2 costillares de cordero de 1 libra cada uno (unas seis costillas cada uno), cortados a la mitad

1 cucharada de mostaza Dijon

1 cucharada de semillas de cilantro

1 cucharada de romero fresco picadito o 1½ cucharaditas de romero seco desmenuzado

1 cucharada de granos de pimienta negra

2 dientes de ajo

sal al gusto

1. Precaliente el horno a 425°F. Coloque las colecitas de Bruselas en una cacerola para asar y rocíelas con el aceite. Unte la mostaza sobre el cordero.

2. Coloque el cilantro, el romero, los granos de pimienta y el ajo en una procesadora de alimentos y procéselos durante 10 segundos. Unte el cordero con la mezcla de hierbas, cúbralo bien y luego échele la sal.

3. Coloque el cordero encima de las colecitas de Bruselas y áselo durante 25 minutos para que quede ligeramente crudo, de 30 a 35 minutos para término medio. Sirva inmediatamente.

POR PORCIÓN
carbohidratos: 7 gramos; Carbohidratos Netos: 5 gramos; fibra: 2 gramos; proteína: 28 gramos; grasa: 43 gramos; calorías: 523

FASES 1—4

CORDERO AL CURRY

*C*uando el cordero se cocina a fuego lento con especias, se impregna de sabor. Este plato se hace con el cuello del cordero, un corte de carne barato pero sumamente tierno. El sabroso cordero necesita sólo 30 minutos de cocción a fuego lento, pero si usted tiene el tiempo, puede cocinarlo hasta una hora para darle aún más sabor.

TIEMPO DE PREPARACIÓN: 25 MINUTOS •
TIEMPO DE COCCIÓN: 30 MINUTOS
DA 4 PORCIONES

1 cucharada de aceite de oliva

2 libras de cuello de cordero,
    cortado en piezas de 2 pulgadas,
    o 1½ libras de cuarto delantero
    o brazuelo, cortado en cubos de
    1 pulgada

2 cucharadas de Atkins Quick
    Quisine™ Bake Mix o harina
    de soya

2 cucharaditas de curry en polvo

1 cucharadita de comino molido

1 cucharadita de cilantro molido

3 dientes de ajo, picaditos

½ taza de caldo de pollo bajo en
    sodio

2 cucharadas de zumo de limón
    fresco

½ taza de yogur sin desgrasar

sal al gusto

1. Caliente el aceite en una cazuela grande a fuego medio–alto hasta que esté bien caliente, pero sin que llegue a humear. Espolvoree el cordero con la mezcla para hornear. Agregue el cordero a la cazuela y cocine en una sola capa de 3 a 4 minutos por cada lado, o hasta que se dore bien. Eche y revuelva el curry, el comino, el cilantro y el ajo; luego añada el caldo de pollo y el zumo de limón. Tape la cazuela ligeramente y cocine a fuego lento durante 30 minutos.

2. Añada el yogur y la sal durante los últimos 5 minutos de la cocción. No lo hierva. Sirva inmediatamente.

POR PORCIÓN

carbohidratos: 5 gramos; Carbohidratos Netos: 4 gramos; fibra: 1 gramo; proteína: 28 gramos; grasa: 24 gramos; calorías: 348

FASES 2–4

CORDERO A LA PÁPRIKA CON COL

La col se vuelve muy dulce cuando se cocina a fuego lento. En este plato, la col le otorga un sabor maravilloso al cordero.

TIEMPO DE PREPARACIÓN: 20 MINUTOS •
TIEMPO DE COCCIÓN: 20 MINUTOS
DA 4 PORCIONES

2 cucharadas de aceite de oliva

1 cucharada de mantequilla

2 libras de cuarto delantero o brazuelo de cordero, cortado en cubos de 2 pulgadas

1 cucharada de páprika (pimentón rojo en polvo)

½ cabeza de col, finamente rebanada (aproximadamente 3 tazas)

½ taza de cebolla picada

3 dientes de ajo, picaditos

1 cucharadita de semillas de alcaravea

¼ de taza de caldo de pollo bajo en sodio

¼ de taza de crema espesa

sal y pimienta al gusto

1. Caliente el aceite y la mantequilla en una sartén grande y pesada, a fuego medio hasta que las burbujas desaparezcan. Agregue el cordero y la páprika, y dore bien el cordero por todo sus lados, durante aproximadamente 8 minutos. Pase el codero a un plato.

2. Añada a la sartén la col, la cebolla, el ajo y las semillas de alcaravea, y cocine durante 2 minutos, revolviendo de vez en cuando. Coloque el cordero encima de la mezcla de col, añada el caldo y haga que hierva. Baje el calor, tape y cocine a fuego lento durante 5 minutos.

3. Agregue y revuelva la crema, la sal y la pimienta, y cocine, sin tapar, durante 2 minutos. Sirva inmediatamente.

POR PORCIÓN

carbohidratos: 7.5 gramos; Carbohidratos Netos: 5 gramos; fibra: 2.5 gramos; proteína: 33.5 gramos; grasa: 40.5 gramos; calorías 532

FASES 1—4

TERNERA

Escalopes de ternera con vino y champiñones

Ternera saltimbocca

Hamburguesas de ternera

Chuletas de ternera cubiertas de champiñones
dorados con salvia y mantequilla

ESCALOPES DE TERNERA CON VINO Y CHAMPIÑONES

La acidez del limón y el sabor genuino de los champiñones salteados complementan estos delicados escalopes de ternera. Trate de servirlos con Calabacita salteada con nuez moscada (página 142).

TIEMPO DE PREPARACIÓN: 15 MINUTOS •
TIEMPO DE COCCIÓN: 15 MINUTOS
DA 4 PORCIONES

2 cucharadas de mantequilla

2 cucharadas de aceite de oliva

2 tazas de champiñones (hongos) finamente rebanados

⅓ de taza de cebollinos picados

1¼ libras de escalopes de ternera, aplanados a un grosor de ⅛ de pulgada

½ taza de vino blanco seco

4 cucharaditas de zumo fresco de limón

sal y pimienta al gusto

1. Caliente 1 cucharada de la mantequilla y 1 cucharada del aceite en una sartén grande a fuego medio–alto hasta que las burbujas desaparezcan. Agregue los champiñones y los cebollinos, y cocine, revolviendo de vez en cuando, hasta que se suavicen, aproximadamente 5 minutos. Con un cucharón de escurrir, páselos a un tazón.

2. Añada la mitad de la ternera a la sartén y cocine durante 1 minuto por cada lado. Pase la ternera a un plato y manténgala calentita. Caliente en la sartén la cucharada de mantequilla y la cucharada de aceite restante, añada la otra mitad de la ternera y cocine de la misma forma. Pase la ternera a un plato.

3. Añada a la sartén el vino, el zumo de limón, el resto de los champiñones y de los cebollinos, la sal y la pimienta. Haga hervir la mezcla, luego baje el calor y cocine a fuego lento durante dos minutos. Vierta la salsa por encima de la ternera y sirva inmediatamente.

POR PORCIÓN

carbohidratos: 2.5 gramos; Carbohidratos Netos: 2 gramos; fibra: 0.5 gramos; proteína: 34 gramos; grasa: 16.5 gramos; calorías: 317

FASES 1–4

TERNERA SALTIMBOCCA

*H*e aquí un delicioso plato italiano fácil de preparar y con una encantadora presentación.

TIEMPO DE PREPARACIÓN: 25 MINUTOS •
TIEMPO DE COCCIÓN: 15 MINUTOS
DA 4 PORCIONES

1 libra de escalopes de ternera, aplanados a un grosor de ⅛ de pulgada

sal y pimienta al gusto

½ taza de Atkins Quick Quisine™ Bake Mix o harina de soya

4 cucharadas de mantequilla, divididas

¼ de taza de queso parmesano acabado de rallar

4 lonjas finas de jamón prosciutto

⅓ de vino blanco seco

1 cucharada de salsa Worcestershire

½ cucharada de salvia fresca picada o ¾ de cucharadita de salvia seca desmenuzada

1. Precaliente el horno a 375°F. Sazone la ternera con sal y pimienta y pásela por el polvo de hornear, sacudiendo luego el exceso.

2. Caliente 2 cucharadas de la mantequilla en una sartén grande a fuego medio–alto hasta que las burbujas desaparezcan. Agregue la mitad de la ternera y cocine durante 1 minuto por cada lado. Pase la ternera a una bandeja de metal de hornear. Repita con 1 cucharada más de mantequilla y el resto de la ternera.

3. Espolvoree el queso parmesano por encima de la ternera, y encima de cada escalope coloque un trozo de prosciutto, cortado para que se ajuste al tamaño de la ternera. Hornee durante 5 minutos.

4. Añada a la sartén el vino, la salsa Worcestershire y la salvia. Haga hervir la mezcla, y raspe los trocitos de carne del fondo de la sartén. Baje el calor y caliente a fuego lento durante 2 minutos. Retire del fuego; añada y bata allí la cucharada de mantequilla restante.

5. Pase la ternera a una fuente, viértale la salsa por encima y sirva inmediatamente.

POR PORCIÓN

carbohidratos: 4 gramos; Carbohidratos Netos: 2.5 gramos; fibra: 1.5 gramos; proteína: 39 gramos; grasa: 18 gramos; calorías: 352

FASES 1–4

HAMBURGUESAS DE TERNERA

*E*n lugar de las hamburguesas de carne, pruebe estas hamburguesas de ternera para salir de la rutina. El cilantro y la salsa verde la añaden un rico sabor.

TIEMPO DE PREPARACIÓN: 10 MINUTOS •
TIEMPO DE COCCIÓN: 10 MINUTOS
DA 4 PORCIONES

1½ libras de ternera molida
   (picadillo)
2 cebollinos, finamente picados
2 cucharadas de cilantro fresco
   picadito

2 cucharadas de salsa verde
½ cucharadita de ají picante
   (chile) en polvo
sal y pimienta al gusto
1 cucharada de aceite de canola

1. En un tazón grande, mezcle la ternera, los cebollinos, el cilantro, la salsa, el chile en polvo, la sal y la pimienta. Cuidadosamente, haga cuatro tortas con esa masa.

2. Caliente el aceite en una sartén grande no adherente, a fuego medio, hasta que esté muy caliente. Cocine las tortas de 4 a 5 minutos por cada lado, hasta que estén totalmente cocinadas. Sirva con salsa verde adicional.

POR PORCIÓN

carbohidratos: 0.5 gramos; Carbohidratos Netos: 0.5 gramos; fibra: 0 gramos; proteína: 24.5 gramos; grasa: 11 gramos; calorías: 208

FASES 1–4

CHULETAS DE TERNERA CUBIERTAS DE CHAMPIÑONES DORADOS CON SALVIA Y MANTEQUILLA

¡M e encanta esta receta! La combinación de sabores es maravillosa. La salvia fresca se pone crujiente en mantequilla y se usa como adorno, y su sabrosa mantequilla se utiliza para dorar los champiñones.

TIEMPO DE PREPARACIÓN: 10 MINUTOS •
TIEMPO DE COCCIÓN: 25 MINUTOS
DA 4 PORCIONES

---

4 cucharadas de mantequilla

12 hojas de salvia fresca

1 libra de champiñones (hongos, de botón blanco, tipo ostra o shiitake) rebanados

sal y pimienta al gusto

4 chuletas de ternera de lomo o de costilla (aproximadamente de 12 onzas cada una), de 1¼ a 1½ pulgadas de grosor

2 cucharadas de aceite de oliva

1. En una sartén grande, derrita la mantequilla a fuego medio–alto. Cuando la mantequilla deje de hacer burbujas, agregue las hojas de salvia. Cocine durante 1 minuto, hasta que estén ligeramente crujientes. Retire la salvia con un cucharón de escurrir y pásela a toallitas de papel para que se escurran.

2. Añada los champiñones a la sartén y espolvoree con sal y pimienta. Cocine, revolviendo frecuentemente, durante unos 5 minutos, hasta que se doren ligeramente y la mayoría del líquido se haya evaporado. Páselos a un plato y cúbralos con papel de aluminio para mantenerlos calentitos.

3. Enjuague la sartén. Sazone las chuletas de ternera con sal y pimienta. Caliente el aceite de oliva a fuego medio–alto. Añada las chuletas de ternera y cocine de 10 a 15 minutos, hasta que la temperatura interna—según un termómetro de lectura instantánea—esté entre los 120° y los 125°F. Retire las chuletas de la sartén y cúbralas con papel de aluminio.

4. Regrese los champiñones a la sartén. Cocine durante 3 minutos para

que se calienten por completo. Sirva las chuletas cubiertas por los champiñones. Adorne con las hojas de salvia.

POR PORCIÓN

carbohidratos: 4.5 gramos; Carbohidratos Netos: 4 gramos; fibra: 0.5 gramos; proteína: 86.5 gramos; grasa: 32.5 gramos; calorías: 673

FASES 1−4

CARNE DE RES

Goulash de carne de res rápido y fácil

Chevapchichi (albóndigas de carne
de res picantes)

Hamburguesas de carne de res con queso
feta y tomate

Bistecs au poivre

Bistec de costillar en salsa de vino tino

Bistec de falda con especias

Goulash de carne de res rápido y fácil

¡Qué contenta me sentí cuando logré crear una receta para hacer un goulash de carne de res rápido de preparar! Y aunque este guisado se demora sólo una hora, de todos modos tiene ese delicioso sabor típico de los platos que se cocinan a fuego lento.

TIEMPO DE PREPARACIÓN: 30 MINUTOS •
TIEMPO DE COCCIÓN: 30 MINUTOS
DA 4 PORCIONES

---

2 tomates grandes
4 cebollinos
5 dientes grandes de ajo
⅓ de taza de aceite de oliva
3 libras de solomillo (sirloin) deshuesado, cortado en cubos de ¾ de pulgada

1 cucharada de páprika (pimentón rojo)
sal y pimienta al gusto
½ taza de crema espesa
1 taza de caldo de carne de res bajo en sodio

1. Combine los tomates, los cebollinos y el ajo en una procesadora de alimentos y hágalos puré, aproximadamente durante 1 minuto, hasta que queden bien blandos. Caliente 2 cucharadas del aceite en una cacerola a fuego medio hasta que se caliente bien, pero sin que llegue a humear. Agregue la mezcla de tomate y cocine, revolviendo de vez en cuando, durante 8 minutos.

2. Sazone la carne con la páprika, la sal y la pimienta. Caliente las restantes 3½ cucharadas de aceite en una sartén grande y profunda a fuego medio–alto hasta que se caliente bien, pero sin que llegue a humear. Añada la carne en grupos separados y cocine hasta que se oscurezca, de 5 a 7 minutos para cada grupo.

3. Vierta la mezcla de tomate sobre la carne y cocine a fuego medio–alto, revolviendo de vez en cuando, durante 30 minutos. Eche y re-

(cont.)

vuelva la crema y el caldo de pollo, y cocine durante 2 minutos, o hasta que se caliente completamente (deje que el goulash hierva). Sirva inmediatamente.

POR PORCIÓN

carbohidratos: 9 gramos; Carbohidratos Netos: 7 gramos; fibra: 2 gramos; proteína: 82 gramos; grasa: 50 gramos; calorías: 828

FASES 1—4

CHEVAPCHICHI (ALBÓNDIGAS DE CARNE DE RES PICANTES)

*N*o se parecen para nada a las albóndigas que preparaba mamá. Deliciosos y con mucho sabor, estos rollitos de carne picantes y con gusto a especias combinan muy bien con la refrescante y fría Salsa de pepino y eneldo (página 159).

TIEMPO DE PREPARACIÓN: 20 MINUTOS •
TIEMPO DE COCCIÓN: 15 MINUTOS
DA 4 PORCIONES

½ libra de carne de ternera molida (picadillo)

½ libra de carne de res molida (picadillo)

½ libra de carne de cerdo molida (picadillo)

½ cebolla mediana, finamente picada

2 dientes de ajo, picaditos

2 cucharadas de agua mineral gaseada

1 cucharada de perejil de hoja plana fresco, finamente picado

1 cucharadita de páprika (pimentón rojo) húngara

½ cucharadita de pimienta recién molida

2 cucharadas de aceite de oliva

sal al gusto

1. Combine las carnes de ternera, de res y de cerdo, la cebolla, el ajo, el agua gaseada, el perejil, la páprika y la pimienta en un tazón grande y mézclelos bien. De esa mezcla, tome 1 cucharada rebosante y déle la forma de una bola de 3 pulgadas. Siga haciendo bolitas de la misma forma hasta que toda la mezcla se haya usado (le dará aproximadamente de 15 a 20 albóndigas).

2. Caliente el aceite en una sartén pesada a fuego medio hasta que esté bien caliente, pero sin que llegue a humear. Reduzca el fuego a medio. Cocine las albóndigas por grupos, dándoles vueltas con frecuencia, hasta que se doren bien y se cocinen por completo. Sazone las albóndigas con sal y sirva inmediatamente.

POR PORCIÓN

carbohidratos: 2 gramos; Carbohidratos Netos: 1.5 gramos; fibra: 0.5 gramos; proteína: 29 gramos; grasa: 26.5 gramos; calorías: 370

FASES 1−4

Hamburguesas de carne de res con queso feta y tomate

*C*onsidere estas hamburguesas como mini tortas de carne mechada con mucho sabor. Quedan maravillosas si se cocinan a la parrilla, pero también son deliciosas si se fríen en la sartén.

TIEMPO DE PREPARACIÓN: 15 MINUTOS •
TIEMPO DE COCCIÓN: 10 MINUTOS
DA 4 PORCIONES

2 libras de carne de res molida
 (picadillo, de falda o espaldilla)
1 taza de espinacas frescas picadas
1 taza de tomates picados
4 onzas de queso desmenuzado
2 cebollinos (sólo la parte blanca),
 picados

3 cucharaditas de tomillo fresco
 picadito o 1 cucharadita de
 tomillo seco desmenuzado
sal y pimienta al gusto
2 cucharaditas de menta fresca
 picada (opcional)

1. Combine todos los ingredientes en un tazón grande y mézclelos bien. Forme cuatro hamburguesas con la carne.

2. Cocine a la parrilla o fría en la sartén las hamburguesas a fuego medio–alto durante 5 minutos por cada lado para que queden de término medio a ligeramente crudas, o hasta que queden como usted desea. Sirva inmediatamente.

POR PORCIÓN
carbohidratos: 4 gramos; Carbohidratos Netos: 3 gramos; fibra: 1 gramo; proteína: 45.4 gramos; grasa: 41.5 gramos; calorías: 580

FASES 1—4

BISTECS AU POIVRE

*L*a receta francesa de Filete au poivre (filete a la pimienta) es uno de los grandes lujos que puedes darte al hacer la dieta Atkins. La combinación de granos de pimienta, coñac y crema es elegante y deliciosa. Le hemos añadido un toque de ketchup, o salsa de tomate espesa, sin azúcar, lo que le da a este plato clásico un precioso color y un saborcito a fruta.

TIEMPO DE PREPARACIÓN: 10 MINUTOS •
TIEMPO DE COCCIÓN: 20 MINUTOS
DA 4 PORCIONES

¼ de taza de granos de pimienta machacados (ver la Sugerencia)
4 bistecs de solomillo (sirloin) deshuesados, de aproximadamente 1 pulgada de grosor
¼ de taza de aceite de oliva

1 taza de crema espesa
2 cucharadas de Atkins Kitchen™ Ketch-A-Tomato
2 cucharadas de coñac
sal al gusto

1. Esparza los granos de pimienta sobre una superficie y presione ambos lados de los bistecs contra los granos hasta cubrirlos bien.

2. Caliente 2 cucharadas del aceite en una sartén grande y pesada a fuego medio–alto hasta que se caliente bien, pero sin que llegue a humear. Agregue dos bistecs y cocínelos durante 5 minutos por cada lado hasta que queden entre término medio y ligeramente crudos. Retire los bistecs de la sartén y cúbralos con papel de aluminio. Repita con las 2 cucharadas de aceite y los dos bistecs restantes.

3. Añada a la sartén la crema, el ketchup, el coñac y la sal. Haga que hierva, revuelva y raspe los pedacitos oscuros de carne que hayan quedado en el fondo de la sartén. Baje el fuego y cocine, revolviendo, durante 2 minutos. Vierta la salsa por encima de los bistecs y sirva inmediatamente.

(cont.)

SUGERENCIA: Para machacar los granos de pimienta, colóquelos dentro de una bolsa de plástico y aplástelos pasándoles por encima un rodillo o el lado plano de un cuchillo.

POR PORCIÓN

carbohidratos: 6.5 gramos; Carbohidratos Netos: 4.5 gramos; fibra: 2 gramos; proteína: 46.5 gramos; grasa: 50 gramos; calorías: 685

FASES 1−4

BISTEC DE COSTILLAR EN SALSA DE VINO TINTO

$\mathcal{E}$ste plato rico y reconfortante resulta perfecto en los meses de frío. Si usted puede conseguir hierbas frescas, agregue un poco de estragón o romero picadito a la salsa.

TIEMPO DE PREPARACIÓN: 15 MINUTOS •
TIEMPO DE COCCIÓN: 25 MINUTOS
DA 4 PORCIONES

¼ de taza de aceite de oliva

2 bistecs de costillar (corte de la parte exterior del costillar, o rib–eye en inglés) deshuesados, de una libra cada uno y de aproximadamente ½ pulgada de grosor

2 cucharadas de mantequilla

4 dientes grandes de ajo, picaditos

⅓ de taza de chalotes finamente picados

1 taza de vino tinto

½ taza de caldo de carne de res bajo en sodio

½ cucharadita de pimienta acabada de moler

sal al gusto

1. Caliente 2 cucharadas del aceite en una sartén grande y pesada a fuego medio–alto hasta que esté bien caliente, pero sin que llegue a humear. Reduzca el fuego a medio, agregue un bistec y cocine durante 6 minutos por cada lado hasta que quede término medio. Retire el bistec de la sartén y manténgalo calentito. Repita con las 2 cucharadas de aceite restantes y el segundo bistec.

2. Añada la mantequilla a la sartén y caliente hasta que las burbujas desaparezcan. Añada el ajo y los chalotes, y cocine, revolviendo, durante aproximadamente 5 minutos, hasta que los chalotes se vean translúcidos. Agregue el vino, el caldo, la pimienta y la sal, y hágalo hervir, raspe los pedacitos oscuros de carne que hayan quedado en el fondo de la sartén. Baje el calor y cocine a fuego lento durante 3 minutos.

3. Corte los bistecs en finas tiras y viértales por encima la salsa de vino. Sirva inmediatamente.

POR PORCIÓN
carbohidratos: 5 gramos; Carbohidratos Netos: 5 gramos; fibra: 0 gramos; proteína: 48.5 gramos; grasa: 39 gramos; calorías: 612

FASES 1–4

Bistec de falda con especias

$\mathcal{E}$ste bistec de carne de res, sencillo, delicioso y de rápida preparación, es un excelente plato básico de la dieta Atkins. Sírvalo con Pimientos asados en aceite de ajo (página 146) o mezcle el bistec con verduras tiernas y su aliño casero favorito.

TIEMPO DE PREPARACIÓN: 20 MINUTOS •
TIEMPO DE COCCIÓN: 10 MINUTOS
DA 4 PORCIONES

2 cucharaditas de páprika (pimentón rojo)

2 cucharaditas de comino molido

2 cucharaditas de cilantro molido

sal y pimienta al gusto

2 bistecs de falda de una libra

1. Precaliente la parrilla o el asador del horno. Combine la páprika, el comino, el cilantro, la sal y la pimienta en un tazón pequeño. Frote la mezcla de especias por toda la superficie de los bistecs. Cúbralos con plástico para envolver y refrigere durante 20 minutos.

2. Cocine a la parrilla o ase en el asador del horno los bistecs durante 2½ a 3 minutos por cada lado hasta que queden término medio. Déjelos descansar durante 5 minutos.

3. Corte los bistecs de forma diagonal en lonjas delgadas. Sírvalos inmediatamente, o refrigérelos, bien envueltos, durante un máximo de 2 días.

POR PORCIÓN

carbohidratos: 1.5 gramos; Carbohidratos Netos: 0.5 gramos; fibra: 1 gramo; proteína: 48.5 gramos; grasa: 16.5 gramos; calorías: 359

FASES 1−4

VERDURAS

Alubias con vinagreta de ajo y estragón

Calabacitas salteadas con nuez moscada

Coliflor con semillas de comino

Coliflor con macarrones y queso

Puré de aguacate y pimiento rojo con ajo

Pimientos asados en aceite de ajo

Popurrí de verduras

Verduras mixtas asadas

Espinacas salteadas con ajo y aceite de oliva

Chiles rellenos

Rabe del bróculi (rapini) con salchichón picante

Puré de bróculi con ajo

Habichuelas verdes en salsa de anchoas

Guisantes (chícharos) con avellanas

Espárragos a la vinagreta

Col rizada salteada con ricota salata

Alubias con vinagreta de ajo y estragón

Las alubias (judías o habichuelas de vaina amarilla) tienen un sabor delicioso cuando se mezclan con esta sencilla vinagreta de ajo y estragón. Sirva como plato acompañante con carne de res o de cordero.

**TIEMPO DE PREPARACIÓN: 10 MINUTOS •
TIEMPO DE COCCIÓN: 5 MINUTOS
DA 4 PORCIONES**

2 tazas de alubias, con los extremos
   cortados
⅓ de taza de cebolla finamente
   picada
¼ de taza de aceite de oliva
2 cucharadas de vinagre de vino
   blanco

1 diente de ajo, picadito
1 cucharada de estragón fresco
   picado o 1½ cucharaditas de
   estragón seco desmenuzado
sal y pimienta al gusto

1. Hierva medio galón de agua con sal en una olla. Agregue las alubias y cocínelas de 5 a 6 minutos, hasta que estén tiernas. Escurra las alubias y póngalas a refrescar en agua fría para que dejen de cocinarse.

2. En un tazón pequeño, mezcle la cebolla, el aceite de oliva, el vinagre, el ajo, el estragón, la sal y la pimienta.

3. Eche las alubias en una fuente. Rocíeles la vinagreta por encima y revuélvalas bien. Deje descansar las alubias durante 10 minutos. Sirva inmediatamente, o refrigere, en un recipiente hermético, por un máximo de 1 día.

POR PORCIÓN
*carbohidratos: 11.5 gramos; Carbohidratos Netos: 9.5 gramos; fibra: 2 gramos;
proteína: 13.5 gramos; grasa: 13.5 gramos; calorías: 169*

FASES 2–4

CALABACITAS SALTEADAS CON NUEZ MOSCADA

La nuez moscada recién rallada tiene un delicioso amargor y puede usarse en formas muy creativas. Pruébela en vez del tipo molido.

TIEMPO DE PREPARACIÓN: 5 MINUTOS •
TIEMPO DE COCCIÓN: 10 MINUTOS
DA 4 PORCIONES

---

2 cucharadas de mantequilla

2 calabacines (zucchini) medianos, cortados en lasquitas de ⅜ de pulgada de grosor

sal y pimienta al gusto

nuez moscada al gusto

1. Caliente la mantequilla en una sartén a fuego medio–alto hasta que las burbujas desaparezcan. Agregue las calabacitas o *zucchini* y saltee durante 10 minutos, revolviendo frecuentemente.

2. Sazone con sal, pimienta y nuez moscada. Sirva inmediatamente.

POR PORCIÓN
carbohidratos: 3 gramos; Carbohidratos Netos: 2 gramos; fibra: 1 gramo; proteína: 1 gramo; grasa: 6 gramos; calorías: 65

FASES 1–4

Coliflor con semillas de comino

ste aromático plato puede servirse caliente o a temperatura ambiente. Si a usted no le gustan las semillas de comino, puede sustituirlas por la misma cantidad de semillas de hinojo o de alcaravea.

TIEMPO DE PREPARACIÓN: 10 MINUTOS •
TIEMPO DE COCCIÓN: 10 MINUTOS
DA 4 PORCIONES

¼ de taza de semillas de comino

⅓ de taza de aceite de oliva

4 dientes de ajo, cortados en lasquitas delgadas

1⅓ libras de coliflor, cortada en trocitos pequeños (4 tazas)

sal y pimienta al gusto

1. Coloque una sartén a fuego medio hasta que se caliente bien, pero sin que llegue a humear. Agregue las semillas de comino y cocine durante aproximadamente 1 minuto, hasta que comiencen a dorarse y a abrirse. Retire las semillas de la sartén y póngalas a un lado.

2. Añada el aceite a la sartén y caliente a fuego medio–alto. Agregue el ajo y cocine durante 30 segundos. Añada la coliflor y cocine, revolviendo ocasionalmente, durante aproximadamente 5 minutos, hasta que comience a dorarse. Añada las semillas de comino tostadas, la sal y pimienta, y revuelva bien.

POR PORCIÓN

carbohidratos: 11.5 gramos; Carbohidratos Netos: 7 gramos; fibra: 4.5 gramos; proteína: 4.5 gramos; grasa: 19.5 gramos; calorías: 223

FASES 1−4

COLIFLOR CON MACARRONES Y QUESO

¡Saben mejor que los macarrones con queso tradicionales! Aunque los macarrones de coditos son los que más se usan, ¡la pasta de penne sabe igual de sabrosa!

TIEMPO DE PREPARACIÓN: 10 MINUTOS •
TIEMPO DE COCCIÓN: 25 MINUTOS
DA 6 PORCIONES

1½ tazas de Atkins Quick Quisine™ Pasta Cuts, pasta penne

½ cabeza de coliflor, recortada y picada en trocitos pequeños (aproximadamente 2 tazas)

1½ tazas de crema espesa

½ taza de agua

4 cucharaditas de espesador Thicken Thin™ Not Starch (disponible en www.atkins.com)

8 onzas de queso cheddar de sabor fuerte, cortado en cubitos

sal y pimienta al gusto

1 pizca de nuez moscada

1. Cocine la pasta siguiendo las instrucciones de la caja. Escurra y enjuáguela bajo agua fría. Pásela a un tazón grande.

2. Cocine la coliflor en agua hirviente ligeramente salada durante aproximadamente 5 minutos, hasta que quede tierna. Escurra y enjuáguela bajo agua fría. Agregue la pasta.

3. En una cacerola grande, mezcle la crema, el agua y el espesador. Cocine a fuego medio durante 5 minutos, batiendo de vez en cuando, hasta que la mezcla se asiente y espese.

4. Añada la pasta y la coliflor. Cocine, revolviendo cuidadosamente, hasta que se caliente por completo.

POR PORCIÓN

carbohidratos: 11 gramos; Carbohidratos Netos: 7 gramos; fibra: 4 gramos; proteína: 21 gramos; grasa: 35 gramos; calorías: 420

FASES 2−4

Puré de aguacate y pimiento rojo con ajo

$\mathcal{E}$ste puré tiene un vibrante color verde y una cremosa textura. Es un acompañamiento perfecto para el cóctel de camarones o el salmón frío. A veces me gusta añadirlo, junto con la mayonesa, a las ensaladas de mariscos y de atún. Recuerde esta receta cuando tenga un aguacate (o palta) que se ha puesto demasiado blando para usarlo en otros platos.

TIEMPO DE PREPARACIÓN: 10 MINUTOS

RINDE APROXIMADAMENTE 1 TAZA (4 PORCIONES)

1 aguacate maduro,
   preferiblemente del tipo Hass

1 pimiento rojo pequeño, asado

1 diente de ajo pequeño, picadito

1 cucharada de zumo fresco de
   limón, más ½ cucharadita para
   rociarlo por encima del puré

1 cucharada de aceite de oliva

sal y pimienta al gusto

2 cucharadas de crema espesa

1. Corte el aguacate a la mitad, quítele la semilla, extraiga la masa con una cuchara y échela en la procesadora de alimentos. Agregue el pimiento rojo, el ajo, 1 cucharada de zumo de limón, el aceite, la sal y la pimienta. Procese la mezcla durante 30 segundos, o hasta que se suavice. Sin apagar la procesadora, añada la crema y procese durante 15 segundos más.

2. Pase la mezcla a una fuente y rocíe por encima la ½ cucharadita de zumo de limón restante para evitar que se decolore. Sirva inmediatamente o refrigere, en un recipiente hermético, durante un máximo de 2 días.

POR PORCIÓN

carbohidratos: 2.5 gramos; Carbohidratos Netos: 1.5 gramos; fibra: 1 gramo; proteína: 0.5 gramos; grasa: 7 gramos; calorías: 70

FASES 1—4

PIMIENTOS ASADOS EN ACEITE DE AJO

*R*ealmente, asar pimientos es muy sencillo. Cuando se chamusca, la piel se desprende fácilmente y deja expuesta una pulpa maravillosamente suave. A veces, pico pimientos asados y los añado a la ensalada de pollo. O los baño en ajo y aceite, como se hace en esta receta, y los sirvo como acompañamiento del pescado a la parrilla.

TIEMPO DE PREPARACIÓN: 10 MINUTOS •
TIEMPO DE COCCIÓN: 10 MINUTOS
DA 4 PORCIONES

⅓ de taza de aceite de oliva

2 dientes de ajo, picaditos

2 pimientos rojos

2 pimientos verdes

1. Combine el aceite y el ajo en un tazón.

2. Ase los pimientos directamente sobre una llama de gas, dándoles vueltas frecuentemente mediante tenacillas, hasta que la piel esté completamente chamuscada, aproximadamente 10 minutos. (También puede asar los pimientos en un horno precalentado a 450°F, dándoles vueltas con frecuencia mediante tenacillas, hasta que la piel esté completamente chamuscada, aproximadamente 20 minutos.) Pase los pimientos a una bolsa de papel, ciérrela bien y déjela a un lado para que los pimientos se cuezan en su propio vapor durante 10 minutos.

3. Retire los pimientos de la bolsa. Con un cuchillo pequeño y afilado, raspe toda la piel chamuscada y quite los tallos, las semillas y las nervaduras. Corte los pimientos en tiras finas o píquelos en trocitos. Échelos en el aceite de ajo y agítelos bien. Sirva inmediatamente o refrigere, en un recipiente hermético, durante un máximo de 5 días.

POR PORCIÓN
carbohidratos: 5 gramos; Carbohidratos Netos: 3.5 gramos; fibra: 1.5 gramos;
proteína: 1 gramo; grasa: 18 gramos; calorías: 179

FASES 1–4

POPURRÍ DE VERDURAS

*L*os sabores individuales de las verduras se pueden distinguir en esta colorida combinación. Sírvala con Albóndigas de ajo y eneldo (página 106).

TIEMPO DE PREPARACIÓN: 15 MINUTOS •
TIEMPO DE COCCIÓN: 10 MINUTOS
DA 4 PORCIONES

2 cucharadas de aceite de oliva

1 cebolla pequeña, finamente picada

1 pimiento amarillo, picado en cubitos

1 calabacita (zucchini), picada en cubitos (1 taza)

½ pepino pelado, sin semillas y picado en cubitos

¼ de taza de caldo de pollo bajo en sodio

1 diente de ajo, picadito

¼ de taza de comino molido

¼ de taza de orégano seco

sal y pimienta al gusto

1. Caliente el aceite en una sartén grande a fuego medio–alto hasta que se caliente bien, pero sin que llegue a humear. Añada la cebolla, el pimiento amarillo, la calabacita y el pepino, y cocine durante 5 minutos, revolviendo de vez en cuando. Agregue el caldo de pollo, el ajo, el comino, el orégano, la sal y la pimienta.

2. Haga que hierva, baje el calor y cocine a fuego lento durante aproximadamente 10 minutos, hasta que los vegetales estén tiernos. Sirva inmediatamente.

POR PORCIÓN

carbohidratos: 4.5 gramos; Carbohidratos Netos: 3.5 gramos; fibra: 1 gramo; proteína: 1 gramo; grasa: 7 gramos; calorías: 82

FASES 1–4

VERDURAS MIXTAS ASADAS

$\mathcal{M}$e encanta hacer "cintas" de verduras con un pelador de vegetales. Todo lo que tiene que hacer es pasar un pelador a lo largo del vegetal y se formarán delgadas cintas. Este colorido platillo de verduras resulta magnífico en el verano, cuando la albahaca está fresca y hay abundancia de calabacita.

TIEMPO DE PREPARACIÓN: 10 MINUTOS •
TIEMPO DE COCCIÓN: 15 MINUTOS
DA 4 PORCIONES

1 pimiento rojo pequeño, cortado en cintas delgadas
2 cucharadas de aceite de oliva
sal y pimienta al gusto
1 calabacita pequeña, rebanada al sesgo en forma de óvalos
1 chayote amarillo pequeño, rebanado al sesgo en forma de óvalos

1 zanahoria pequeña, picada en cintas con un pelador de vegetales
2 cucharadas de albahaca fresca picada

1. Encienda el asador del horno. En una cazuela llana para hacer brazo gitano (pionono), mezcle el pimiento, el aceite de oliva, la sal y la pimienta. Ase a 5 pulgadas de distancia de la fuente de calor durante 5 minutos, hasta que el pimiento esté suave.

2. Agregue a la cazuela la calabacita, el chayote y la zanahoria, revolviendo para que se recubran las verduras. Ase durante 8 minutos, hasta que todos los vegetales estén tiernos. Pase a una fuente y revuelva con la albahaca. Sirva inmediatamente.

POR PORCIÓN
carbohidratos: 5.5 gramos; Carbohidratos Netos: 3.5 gramos; fibra: 2 gramos; proteína: 1.5 gramos; grasa: 7 gramos; calorías: 85

FASES 2–4

ESPINACAS SALTEADAS CON AJO Y ACEITE DE OLIVA

A este clásico plato de espinacas le he añadido más ajo y una pizca de nuez moscada. La espinaca empaquetada y prelavada resulta maravillosamente cómodo de usar.

TIEMPO DE PREPARACIÓN: 5 MINUTOS •
TIEMPO DE COCCIÓN: 5 MINUTOS
DA 4 PORCIONES

---

2 cucharadas de aceite de oliva

2 dientes grandes de ajo, en lasquitas

2 paquetes de 10 onzas de espinaca tierna lavada

½ cubito de caldo de pollo, desmenuzado

¼ de cucharadita de nuez moscada recién rallada

sal y pimienta al gusto

1. Caliente el aceite en una sartén grande a fuego medio hasta que se caliente bien, pero sin que llegue a humear. Agregue el ajo y cocine durante aproximadamente 1 minuto, hasta que se ponga ligeramente dorado. Añada la espinaca y espárzale por encima el cubito de caldo de pollo desmenuzado. Tape la cacerola, aunque no por completo, y cocine, revolviendo de vez en cuando, de 2 a 3 minutos, hasta que se haya evaporado la humedad.

2. Retire la cacerola del fuego y revuelva en ella la nuez moscada, la sal y la pimienta. Sirva inmediatamente.

POR PORCIÓN
carbohidratos: 6.5 gramos; Carbohidratos Netos: 2 gramos; fibra: 4.5 gramos; proteína: 4.5 gramos; grasa: 7.5 gramos; calorías: 100

FASES 1–4

CHILES RELLENOS

*M*e gusta añadir el jalapeño a estos ajíes rellenos sin picante para darles un sabor fuerte, pero también son deliciosos sin él.

TIEMPO DE PREPARACIÓN: 20 MINUTOS •
TIEMPO DE COCCIÓN: 10 MINUTOS
DA 4 PORCIONES

6 chiles (ajíes) de California sin picante (preferiblemente del tipo Anaheim) o 6 pimientos italianos para freír

⅔ de taza de queso Monterey Jack rallado

⅔ de taza de queso cheddar rallado

2 cucharadas de pimientos jalapeños sin semillas y picados (opcional)

1 huevo grande, ligeramente batido

¼ de taza de Atkins Quick Quisine™ Bake Mix o harina de soya

2 cucharadas de aceite de canola

1. Escalde los chiles en agua con sal y hierva durante 5 minutos. Enjuague bajo el agua del grifo. Abra un lado de los chiles y saque los tallos, las semillas y las nervaduras, pero manteniendo los chiles enteros.

2. Combine en un tazón el queso Monterey Jack, el cheddar y los jalapeños, si los usa. Rellene los chiles con la mezcla de quesos.

3. Eche el huevo en un plato y riegue el polvo de hornear sobre otro plato. Con cuidado, remoje los chiles en el huevo y luego cúbralos con el empanizado, sacudiéndoles el exceso.

4. Caliente bien el aceite en una sartén pesada a fuego medio–alto, pero sin que llegue a humear. Añada los chiles y cocine, dándoles vuelta una sola vez, hasta que se oscurezcan, aproximadamente durante 3 minutos por cada lado. Sirva inmediatamente.

POR PORCIÓN

carbohidratos: 9 gramos; Carbohidratos Netos: 6 gramos; fibra: 3 gramos; proteína: 16.5 gramos; grasa: 21 gramos; calorías: 285

FASES 1–4

RABE DEL BRÓCULI (RAPINI) CON SALCHICHÓN PICANTE

El gusto ligeramente amargo del rabe del bróculi (también conocido como rapini) es un perfecto contraste para el salchichón picante italiano. La adición de vinagre balsámico le da un intenso sabor. El agua que se queda adherida al rabe del bróculi luego de lavarlo debe producir la cantidad apropiada de líquido para cocinarlo.

TIEMPO DE PREPARACIÓN: 10 MINUTOS •
TIEMPO DE COCCIÓN: 15 MINUTOS
DA 4 PORCIONES

2 cucharadas de aceite de oliva
½ libra de salchichón picante
   italiano, sin el revestimiento
2 dientes de ajo, picaditos
1 libra de rabe del bróculi, lavado
1 cucharada de vinagre balsámico

1 cucharadita de pimienta negra
   recién molida
½ cucharadita de hojuelas de
   pimienta roja seca
sal al gusto

1. En una sartén grande, caliente bien el aceite a fuego medio–alto, pero sin que llegue a humear. Agregue el salchichón y cocine durante 6 minutos, rompiendo los grumos. Añada el ajo y cocine durante 1 minuto más.

2. Reduzca el fuego a bajo y añada el rabe del bróculi y el vinagre (si la sartén está demasiado seca, añada 1 cucharadita de agua). Tape y cocine, revolviendo de vez en cuando, durante 7 minutos, o hasta que el rabe del bróculi esté suave. Añada la pimienta negra, las hojuelas de pimienta roja y la sal, y revuélvalas. Sirva inmediatamente.

POR PORCIÓN
carbohidratos: 8.5 gramos; Carbohidratos Netos: 2.5 gramos; fibra: 6 gramos; proteína: 8.5 gramos; grasa: 14 gramos; calorías: 180

FASES 1—4

PURÉ DE BRÓCULI CON AJO

Este puré es un acompañante maravilloso para casi cualquier plato fuerte. Si desea hacer el puré más suculento, añádale crema francesa fresca (crème fraîche).

TIEMPO DE PREPARACIÓN: 10 MINUTOS •
TIEMPO DE COCCIÓN: 10 MINUTOS
DA 4 PORCIONES

2 libras de bróculi
(aproximadamente 1½ cabezas),
sin los tallos, con las cabezas
bien lavadas y con sus flores
separadas

¼ de taza de aceite de oliva
4 dientes de ajo
sal al gusto
1 cucharadita de pimienta blanca

1. Ponga a hervir una cacerola grande con agua con sal. Añada las flores de bróculi, tape y cocine a fuego medio de 12 a 15 minutos, hasta que se suavicen. Escurra.

2. En una procesadora de alimentos, combine el bróculi, el aceite, el ajo, la sal y la pimienta. Conviértalos en un puré suave (aproximadamente durante 1 minuto). Sirva inmediatamente.

POR PORCIÓN
carbohidratos: 8.5 gramos; Carbohidratos Netos: 4 gramos; fibra: 4.5 gramos; proteína: 4.5 gramos; grasa: 14 gramos; calorías: 164

FASES 1–4

HABICHUELAS VERDES EN SALSA DE ANCHOAS

$\mathcal{L}$as habichuelas verdes (ejotes, vainitas o frijolillos) son un vehículo excelente para la presentación de esta salsa salada de anchoas. Sírvalas como un plato acompañante con las Brochetas de piezas de cordero a la parrilla con limón y romero (página 116).

TIEMPO DE PREPARACIÓN: 10 MINUTOS •
TIEMPO DE COCCIÓN: 5 MINUTOS
DA 4 PORCIONES

1½ libras de habichuelas verdes, recortadas en los extremos y limpias

½ taza de caldo de pollo bajo en sodio

3 filetes de anchoas conservadas en aceite o 1 cucharada de Pasta de anchoas (página 167), o pasta de anchoas preparada

2 cucharadas de mantequilla

1 cucharada de albahaca picadita para adornar

1. Ponga a hervir una cacerola grande con agua con sal. Agregue las habichuelas verdes (ejotes, vainitas o frijolillos) y cocine durante 5 minutos.

2. Mientras que se cocinan las habichuelas, combine el caldo, los filetes de anchoas y la mantequilla en una cazuela pequeña y haga que la mezcla hierva lentamente.

3. Escurra las habichuelas y páselas a un tazón. Viértales la salsa de anchoas por encima, revuelva bien y adorne con albahaca. Sirva inmediatamente.

POR PORCIÓN
carbohidratos: 12 gramos; Carbohidratos Netos: 7 gramos; fibra: 5 gramos; proteína: 4 gramos; grasa: 6.5 gramos; calorías: 113

FASES 1–4

GUISANTES (CHÍCHAROS) CON AVELLANAS

*L*as nueces tostadas le imparten un maravilloso sabor a las verduras salteadas. Las avellanas (conocidas en inglés como hazelnuts o filberts) son unas de mis favoritas.

TIEMPO DE PREPARACIÓN: 10 MINUTOS •
TIEMPO DE COCCIÓN: 10 MINUTOS
DA 4 PORCIONES

---

2 cucharadas de avellanas, sin la
piel
⅓ de taza de cubitos de lonjas
gruesas de tocino

2 cucharadas de mantequilla
1 libra de guisantes lavados
sal y pimienta al gusto

1. Caliente una sartén pequeña a fuego medio. Cuando esté bien caliente, tueste las avellanas, agitando la sartén de vez en cuando, de 2 a 3 minutos, hasta que estén doradas y desprendan un aroma. Apártelas.

2. Ponga a fuego medio–alto una sartén grande y pesada para que se caliente bien, pero sin que llegue a humear. Añada el tocino y cocine, revolviendo de vez en cuando, durante aproximadamente 2 minutos, hasta que se oscurezca un poco. Con un cucharón de escurrir, pase el tocino a un plato. Deseche la grasa del tocino.

3. Añada la mantequilla a la sartén y caliente a fuego bajo hasta que las burbujas desaparezcan. Agregue los guisantes y cocine hasta que estén tiernos, aproximadamente durante 1 minuto. Añada las avellanas, el tocino, la sal y la pimienta, y cocine a fuego medio–alto, revolviendo cuidadosamente, durante 2 minutos. Sirva inmediatamente.

POR PORCIÓN
carbohidratos: 9 gramos; Carbohidratos Netos: 5.5 gramos; fibra: 3.5 gramos;
proteína: 5 gramos; grasa: 10 gramos; calorías: 143

FASES 2–4

VARIANTE: Use nueces tostadas en lugar de avellanas y añada 1 cucharada de jengibre fresco picadito y 1 cucharada de salsa de soya a los guisantes cuando agregue el tocino.

ESPÁRRAGOS A LA VINAGRETA

*L**a adición de radicchio desmenuzado le da una apariencia extraordinaria a este plato para ocasiones especiales. Resulta maravilloso para un bufé, y si usa espárragos muy finos no tendrá que pelarlos.*

TIEMPO DE PREPARACIÓN: 10 MINUTOS •
TIEMPO DE COCCIÓN: 10 MINUTOS
DA 4 PORCIONES

2 cucharadas de chalotes picados
½ cucharadita de sal
¼ de taza de pimienta recién
  molida
2 cucharadas de mostaza Dijon
¼ de taza de aceite de oliva
2½ cucharaditas de vinagre de
  estragón

2 manojos de espárragos
  (aproximadamente 24 tallos),
  pelados y separados en 2 grupos
  atados con un cordón de cocina
1 huevo grande cocido

1. Coloque los chalotes en un tazón pequeño, espolvoréelos con sal y pimienta, y déjelos reposar durante 5 minutos. Agregue la mostaza y, gradualmente, vaya batiendo la mitad del aceite. Bata el vinagre y, luego, el resto del aceite. Tape y aparte la mezcla.

2. Hierva agua con sal en una olla grande y, cuidadosamente, añada los espárragos. Cocine durante 5 minutos. Pase los espárragos a un recipiente grande con agua fría, remójelos durante 3 minutos y escúrralos después.

3. Coloque los espárragos en una fuente. Corte el cordón y bótelo. Rocíeles el aliño por encima de forma pareja. Con una cuchara, empuje el huevo a través de un colador. Espolvoree el huevo por encima de todos los espárragos, excepto en las puntas.

POR PORCIÓN
carbohidratos: 3 gramos; Carbohidratos Netos: 2.5 gramos; fibra: 0.5 gramos; proteína: 3 gramos; grasa: 15.5 gramos; calorías: 159

FASES 1−4

Col rizada salteada con ricota salata

*L*a col rizada (kale o berza) congelada es tan saludable como la fresca, y además permite ahorrar tiempo. Cuando se cocina con ajo y se corona con ricota salata (una versión más seca del queso ricota, disponible en tiendas de víveres italianos), constituye un plato nutritivo y fácil de preparar. No es necesario descongelar la col rizada antes de cocinarla.

TIEMPO DE PREPARACIÓN: 5 MINUTOS •
TIEMPO DE COCCIÓN: 25 MINUTOS
DA 4 PORCIONES

1 cucharada de mantequilla

1 cucharada de aceite de oliva

1 diente de ajo, finamente rebanado

1 libra de col rizada congelada

sal y pimienta al gusto

¼ de taza de ricota salata

1. En una sartén grande y a fuego medio–alto, derrita la mantequilla en el aceite de oliva. Agregue el ajo y cocine durante 1 minuto, hasta que esté ligeramente oscuro. Añada la col rizada, la sal y la pimienta, y mézclelas bien. Tape y cocine durante 20 minutos, o hasta que esté suave (comience a chequearla a los 10 minutos, y vaya añadiendo pequeñas cantidades de agua si es necesario).

2. Sirva caliente con la ricota esparcida por encima.

POR PORCIÓN
carbohidratos: 6 gramos; Carbohidratos Netos: 4 gramos; fibra: 2 gramos; proteína: 4.5 gramos; grasa: 9 gramos; calorías: 115

FASES 2–4

SALSAS

Salsa de pepino y eneldo
Salsa cremosa de apio
Crema de rábano picante
Mantequilla de nuez y queso azul
Mantequilla picante de cilantro
Salsa de maní para dip
Salsa tártara de alcaparras
Salsa cremosa de champiñones
Pasta de anchoas
Salsa holandesa rápida y fácil
Pesto de albahaca

SALSA DE PEPINO Y ENELDO

*Y*o sirvo esta salsa, que es maravillosamente versátil, con Brochetas de piezas de cordero a la parrilla con limón y romero (página 116) o la vierto encima de tortas de carne. Usted también le puede añadir un poco de aceite de oliva para convertirla en un rápido aliño de ensalada.

TIEMPO DE PREPARACIÓN: 10 MINUTOS
RINDE ³/₄ DE TAZA

¼ de taza de pepinos cortados en cubitos

½ taza de crema agria

1 cucharadita de zumo fresco de limón

1 cucharada de eneldo fresco picado

1 cucharadita de menta fresca picada

1 diente pequeño de ajo picadito

sal y pimienta al gusto

Combine todos los ingredientes en un tazón de vidrio o cerámica y mézclelos bien. Sirva inmediatamente o refrigere, en un recipiente hermético, durante un máximo de 2 días.

POR CADA 2 CUCHARADAS
carbohidratos: 1 gramo; Carbohidratos Netos: 1 gramo; fibra: 0 gramos; proteína: 0.5 gramo; grasa: 4 gramos; calorías: 43

FASES 1−4

Salsa cremosa de apio

*S*irva este refrescante salsa con Hamburguesas de carne de res con queso feta y tomate (página 134). También da resultados como dip para mojar los vegetales crudos.

TIEMPO DE PREPARACIÓN: 5 MINUTOS
RINDE ¾ DE TAZA

½ taza de crema agria
¼ de taza de apio finamente picado
1 cucharadita de semillas de apio molido

1½ cucharaditas de zumo fresco de limón
sal y pimienta al gusto

Bata juntos todos los ingredientes en un tazón. Sirva inmediatamente o refrigere, en un recipiente hermético, hasta un máximo de 4 días.

POR CADA 2 CUCHARADAS
carbohidratos: 1 gramo; Carbohidratos Netos: 1 gramo; fibra: 0 gramos; proteína: 0.5 gramos; grasa: 4 gramos; calorías: 44

FASES 1—4

CREMA DE RÁBANO PICANTE

Esta versátil salsa inglesa se sirve tradicionalmente encima de bistecs delgados. También constituyen un acompañamiento ideal para el Salmón escalfado al horno con eneldo y vino (página 72).

TIEMPO DE PREPARACIÓN: 5 MINUTOS
RINDE ³/₄ DE TAZA

⅓ de taza de crema espesa
1 cucharadita de mostaza Dijon
1½ cucharaditas de rábano picante
   blanco, escurrido

1 cucharada de crema agria
sal y pimienta al gusto

1. Mezcle en la procesadora de alimentos la crema y la mostaza, o bátalas con una mezcladora eléctrica hasta que se formen puntitas.

2. Por separado, bata el rábano picante, la crema agria, la sal y la pimienta hasta que se suavicen.

3. Eche la mezcla de crema de mostaza dentro de la mezcla de rábano picante. Sirva inmediatamente o refrigere, en un recipiente hermético, durante un máximo de 3 días.

POR CADA 2 CUCHARADAS
carbohidratos: 1 gramo; Carbohidratos Netos: 1 gramo; fibra: 0 gramos;
proteína: 0.5 gramos; grasa: 5.5 gramos; calorías: 53

FASES 1–4

Mantequilla de nuez y queso azul

Esta rica mantequilla puede convertir un corte de carne sencillo en un plato elegante. A mí me gusta combinarla también con ramitos de coliflor y hornear la mezcla para lograr una alternativa creativa a la tradicional salsa au gratin.

TIEMPO DE PREPARACIÓN: 10 MINUTOS
RINDE ½ TAZA

2 onzas de queso azul, desmenuzado

1½ cucharadas de mantequilla, suavizada

1 cucharadita de perejil de hoja plana fresco y finamente picado

1 cucharadita de romero o tomillo fresco y finamente picado

1 cucharada de nueces de nogal tostadas y picaditas (ver Sugerencia)

Combine todos los ingredientes en un tazón de cerámica o de vidrio y mézclelos bien. Sirva inmediatamente o refrigere, tapado, durante un máximo de 3 días.

POR CADA 2 CUCHARADAS
carbohidratos: 0.5 gramos; Carbohidratos Netos: 0.5 gramo; fibra: 0 gramos; proteína: 3.5 gramos; grasa: 9.5 gramos; calorías: 101

FASES 2−4

SUGERENCIA: Para tostar nueces, caliente bien una sartén pesada a fuego medio. Cocine las nueces, agitando constantemente, hasta que desprendan aroma y se pongan oscuritas, aproximadamente durante 3 minutos (no deje que se quemen).

Mantequilla picante de cilantro

uede servir esta maravillosa mantequilla encima de habichuelas verdes (ejotes, vainitas, frijolitos) o usarla para saltear el bróculi. O déle más sabor al pollo asado si le pone encima una o dos cucharadas de la mantequilla justo antes de que el pollo haya acabado de cocinarse.

TIEMPMO DE PREPARACIÓN: 10 MINUTOS
RINDE ¼ DE TAZA

3 cucharadas de mantequilla, suavizada

1½ cucharadas de cilantro fresco picado

1½ cucharaditas de cáscara de limón o lima rallada

1 cucharadita de zumo fresco de limón o lima

Combine todos los ingredientes en un tazón y mézclelos bien. Sirva inmediatamente o refrigere, en un recipiente hermético, durante un máximo de 1 semana.

POR CADA CUCHARADA
carbohidratos: 0 gramos; Carbohidratos Netos: 0 gramos; fibra: 0 gramos; proteína: 0 gramos; grasa: 9 gramos; calorías: 77

FASES 1—4

SALSA DE MANÍ PARA *DIP*

£a salsa de maní o cacahuete para mojar otros alimentos es muy sabrosa y fácil de hacer. Sírvala con Pollo Satay con coco y cilantro (página 93). También puede añadir un par de cucharadas de esta salsa a las verduras sofritas al estilo asiático para darles un característico sabor oriental.

TIEMPO DE PREPARACIÓN: 10 MINUTOS
RINDE 1 TAZA

3 cucharadas de mantequilla de maní (cacahuete) no hidrogenada y sin endulzar

1 cucharada de leche de coco sin endulzar

1 cucharada de aceite de ajonjolí tostado

½ taza de agua

1 cucharada de salsa de soya

1 cucharada de zumo de lima

1 diente pequeño de ajo

½ taza de cilantro picado de forma gruesa

Combine todos los ingredientes en una procesadora de alimentos y hágalos puré hasta que estén suaves. (Si la salsa está muy espesa, añada un poquito más de agua). Sirva inmediatamente o refrigere, tapado, durante un máximo de 4 días.

POR CADA 2 CUCHARADAS
carbohidratos: 1.5 gramos; Carbohidratos Netos: 1 gramo; fibra: 0.5 gramos; proteína: 2 gramos; grasa: 5 gramos; calorías: 57

FASES 2–4

SALSA TÁRTARA DE ALCAPARRAS

*L*as amargas alcaparras le dan un maravillosa sabor y una gran textura a esta salsa tártara casera. A mí me gusta con una pizca de salsa picante.

TIEMPO DE PREPARACIÓN: 5 MINUTOS
RINDE ¾ DE TAZA

½ taza de mayonesa

2 cucharaditas de alcaparras pequeñas o alcaparras grandes picadas

1 cucharadita de mostaza Dijon

1 cucharadita de rábano picante blanco, escurrido

1½ cucharaditas de zumo fresco de limón

1 cucharadita de cebolla rallada

sal y pimienta al gusto

1 pizca de salsa picante de chile (opcional)

En un tazón, bata todos los ingredientes hasta que se hayan combinado bien. Sirva inmediatamente o refrigere, en un recipiente hermético, durante un máximo de 3 días.

POR CADA 2 CUCHARADAS
carbohidratos: 1 gramo; Carbohidratos Netos: 1 gramo; fibra: 0 gramos; proteína: 0.5 gramos; grasa: 14.5 gramos; calorías: 134

FASES 1−4

SALSA CREMOSA DE CHAMPIÑONES

$\mathcal{E}$sta versátil salsa de champiñones enriquece las chuletas y los bistecs a la parrilla, como también las Albóndigas de ajo y eneldo (página 106).

TIEMPO DE PREPARACIÓN: 10 MINUTOS •
TIEMPO DE COCCIÓN: 10 MINUTOS
RINDE 1 TAZA

---

1 cucharada de mantequilla

½ libra de champiñones finamente picados

½ taza de caldo de pollo

2 cucharadas de crema espesa

1 cucharada de crema agria

sal y pimienta al gusto

nuez moscada al gusto

1. Caliente la mantequilla en una sartén sobre fuego medio, hasta que desaparezca la espuma. Añada los champiñones y cocine, agitando frecuentemente, por 5 minutos.

2. Añada el caldo de pollo y la crema de leche y cocine por 2 minutos. Retire del fuego y añada la crema agria, sal, pimienta y nuez moscada. Sirve inmediatamente o refrigere, cubierta, hasta un máximo de 1 día.

POR CADA 2 CUCHARADAS
carbohidratos: 1.5 gramos; Carbohidratos Netos: 1 gramo; fibra: 0.5 gramos; proteína: 1 gramo; grasa: 3.5 gramos; calorías: 37

FASES 1–4

Pasta de anchoas

unque la pasta de anchoas se puede comprar ya hecha, prefiero hacerla yo misma para controlar el contenido de sal. La tengo siempre disponible para hacer Aliño de ensalada César (página 176) y Huevos endiablados (página 13).

TIEMPO DE PREPARACIÓN: 5 MINUTOS
RINDE ¼ DE TAZA

1 lata de 2 onzas de anchoas en aceite

1½ cucharaditas de cáscara de limón rallada

1 cucharada de aceite de oliva

1. Enjuague las anchoas cuidadosamente con agua y séquelas con papel toalla.

2. Coloque en una procesadora de alimentos las anchoas, el polvo de cáscara de limón y el aceite, y hágalos puré durante 20 segundos, o hasta que se suavicen. Raspe los lados de la procesadora y haga puré durante 5 segundos más. (Si el puré está demasiado grumoso, añada un poquito más de aceite y vuelva a hacer puré). Úsela inmediatamente o refrigérela, en un recipiente hermético, durante un máximo de 1 semana.

POR CADA CUCHARADA
carbohidratos: 0 gramos; Carbohidratos Netos: 0 gramos; fibra: 0 gramos; proteína: 3 gramos; grasa: 4.5 gramos; calorías: 54

FASES 1–4

SALSA HOLANDESA RÁPIDA Y FÁCIL

*E*sta versión fabulosamente rápida de la clásica salsa para hacer en la mezcladora es ideal para eventos ocasionales. (Si no le gusta comer huevos crudos, elimine esta receta).

TIEMPO DE PREPARACIÓN: 5 MINUTOS •
TIEMPO DE COCCIÓN: 1 MINUTO
DA 4 PORCIONES (¼ DE TAZA POR PORCIÓN)

⅔ de taza de mantequilla

4 yemas de huevo

2 cucharadas de zumo fresco de
limón

sal al gusto

pimienta de Cayena (chile
picante) al gusto

nuez moscada al gusto (opcional)

1. Derrita la mantequilla en una cacerola a fuego bajo hasta que burbujee ligeramente.

2. Entretanto, coloque los huevos en una mezcladora o procesadora de alimentos y mézclelos durante unos segundos. Sin apagar el motor, agregue el zumo de limón, la sal, la pimienta de Cayena y la nuez moscada. Poco a poco, añada en un chorrito fino la mantequilla derretida y mezcle durante 10 segundos, o hasta que quede espesa y suave.

POR PORCIÓN
carbohidratos: 1 gramo; Carbohidratos Netos: 1 gramo; fibra: 0 gramos;
proteína: 3 gramos; grasa: 35.5 gramos; calorías: 330

FASES 1–4

PESTO DE ALBAHACA

*E*l pesto preparado del supermercado es bueno sólo cuando se tiene poco tiempo, pero si se quiere un sabor realmente fresco, nada le gana al pesto casero.

TIEMPO DE PREPARACIÓN: 15 MINUTOS
RINDE ¾ DE TAZA

2 dientes de ajo
1½ tazas de hojas de albahaca
   fresca, lavadas y secas
3 cucharadas de piñones

3 cucharadas de queso parmesano
   recién rallado
⅓ de taza de aceite de oliva
sal y pimienta al gusto

1. Coloque el ajo, las hojas de albahaca, los piñones y el queso parmesano en una procesadora de alimentos, y mézclelos durante unos segundos. Raspe los lados de la procesadora. Sin apagar el motor, agregue el aceite de oliva en un chorrito continuo y siga procesando hasta que se haga puré, aproximadamente durante 1 minuto.

2. Pase la mezcla a un tazón y échele allí la sal y la pimienta. Sirva inmediatamente o refrigere, tapado, durante un máximo de 2 días.

POR CADA 2 CUCHARADAS
carbohidratos: 1.5 gramos; Carbohidratos Netos: 1 gramo; fibra: 0.5 gramos; proteína: 2.5 gramos; grasa: 15 gramos; calorías: 145

FASES 2—4

ALIÑOS

Aliño de ensalada rápido y fácil
Vinagreta de chalotes y naranja
Aliño de salmón ahumado
Aliño de ensalada César
Aliño italiano cremoso
Aliño asiático
Aliño de semillas de amapola

ALIÑO DE ENSALADA RÁPIDA Y FÁCIL

*L*os aliños embotellados a menudo contienen azúcar o sirope de maíz, y éstos aumentan los gramos de carbohidratos. Usted puede preparar su propio aliño delicioso con algunos ingredientes básicos que probablemente tiene en su alacena.

TIEMPO DE PREPARACIÓN: 5 MINUTOS
RINDE ½ TAZA

---

2 filetes de anchoas conservados en aceite

3 cucharadas de aceite de oliva

1 ½ cucharadas de vinagre de calidad (como de vino, de cidra o de vino de Jerez)

1 cucharada de mostaza Dijon

sal y pimienta al gusto

Maje las anchoas con un tenedor. Colóquelas en un frasco pequeño que tenga una tapa que cierre bien. Añada el aceite, el vinagre, la mostaza, la sal y la pimienta. Tape el frasco y agítelo fuertemente hasta que se mezcle bien, aproximadamente de 15 a 30 segundos. Sirva inmediatamente o refrigere, tapado, durante un máximo de 4 días. Agite el aliño antes de servirlo.

POR CADA 2 CUCHARADAS
carbohidratos: 1 gramo; Carbohidratos Netos: 1 gramo; fibra: 0 gramos; proteína: 1 gramo; grasa: 10.5 gramos; calorías: 100

FASES 1−4

VINAGRETA DE CHALOTES DE NARANJA

Esta vinagreta ácida, aunque ligeramente dulce, también puede usarse como adobo para la carne de res, de cerdo o de cordero.

TIEMPO DE PREPARACIÓN: 10 MINUTOS
RINDE 1 TAZA

2 cucharadas de vinagre balsámico

2 cucharadas de vinagre de vino tinto

2 cucharadas de zumo de naranja

1 cucharada de chalotes picados

2 cucharaditas de mostaza Dijon

1 cucharadita de cáscara de naranja rallada

sal y pimienta al gusto

¾ de taza de aceite de oliva

Coloque en una procesadora de alimentos los vinagres, el zumo de naranja, los chalotes, la mostaza, la sal y la pimienta, y procéselos hasta que estén suaves. Sin apagar el motor, agregue lentamente el aceite de oliva hasta que se mezcle bien. Úsela inmediatamente o refrigérela, en un recipiente hermético, durante un máximo de 1 semana.

POR CADA 2 CUCHARADAS
carbohidratos: 1.5 gramos; Carbohidratos Netos: 1.5 gramos; fibra: 0 gramos; proteína: 0 gramos; grasa: 20 gramos; calorías: 185

FASES 2—4

ALIÑO DE SALMÓN AHUMADO

Este aliño poco usual resulta maravilloso si se sirve con hortalizas verdes. También es delicioso como acompañamiento de espárragos al vapor o como dip para vegetales crudos.

TIEMPO DE PREPARACIÓN: 10 MINUTOS
RINDE 1 TAZA

¼ de taza de crema agria

½ taza de mayonesa

1½ onzas de salmón ahumado
   finamente rebanado

2 cucharaditas de vinagre de vino
   blanco

3 cucharaditas de zumo fresco de
   limón

2 cebollinos, picados

Combine todos los ingredientes en una procesadora de alimentos y hágalos puré durante 1 minuto, o hasta que se suavicen. Sirva inmediatamente o refrigere, en un recipiente hermético, durante un máximo de 2 días.

POR CADA 2 CUCHARADAS
carbohidratos: 1 gramo; Carbohidratos Netos: 1 gramo; fibra: 0 gramos; proteína: 1.5 gramos; grasa: 12.5 gramos; calorías: 123

FASES 1−4

ALIÑO DE ENSALADA CÉSAR

*E*sta receta elimina los huevos crudos que se encuentran en la mayoría de las versiones tradicionales.

TIEMPO DE PREPARACIÓN: 5 MINUTOS

RINDE ½ TAZA

⅓ de taza de mayonesa

2 cucharadas de aceite de oliva
    extra virgen

2 cucharadas de zumo fresco de
    limón

1 diente de ajo, picadito

1 cucharada de mostaza Dijon

2 cucharaditas de pasta de anchoas

¼ de cucharadita de salsa
    Worcestershire

sal y pimienta al gusto

Combine todos los ingredientes en un tazón y mézclelos bien. Use inmediatamente o refrigere, en un recipiente hermético, durante un máximo de 3 días.

POR CADA 2 CUCHARADAS
carbohidratos: 2 gramos; Carbohidratos Netos: 2 gramos; fibra: 0 gramos; proteína: 1 gramo; grasa: 22 gramos; calorías: 203

FASES 1−4

Aliño italiano cremoso

Esta versión casera es mucho mejor que las que se venden en el mercado y también es una salsa excelente para los salmones o los pollos fríos escalfados.

TIEMPO DE PREPARACIÓN: 10 MINUTOS
RINDE 1 TAZA

⅔ de taza de mayonesa

¼ de taza de crema espesa

2 cucharadas de perejil de hoja plana, finamente picado

1 cucharada de vinagre de vino blanco

1 diente de ajo, picadito

1 cucharadita de orégano seco

¼ de cucharadita de sal

¼ de cucharadita de pimienta

Mezcle la mayonesa y la crema hasta que estén suaves. Agregue los ingredientes restantes y mézclelos bien. Sirva inmediatamente o refrigere, tapado, durante 3 días.

POR CADA 2 CUCHARADAS
carbohidratos: 0.5 gramo; Carbohidratos Netos: 0.5 gramo; fibra: 0 gramos; proteína: 0.5 gramo; grasa: 17.5 gramos; calorías: 159

FASES 1—4

ALIÑO ASIÁTICO

*M*e encanta este aliño sobre cualquier verdura al vapor o asada, hecho totalmente de ingredientes que puede encontrar en su alacena.

TIEMPO DE PREPARACIÓN: 5 MINUTOS
RINDE ¾ DE TAZA

½ taza de aceite de maní (cacahuete)

2 cucharadas de aceite de ajonjolí

2 cucharadas de vinagre de vino de arroz

1 cucharada de salsa de soya

1 diente de ajo, picadito

½ sobrecito de un sustituto de azúcar

½ cucharadita de pasta de chile (ají) picante (opcional)

Bata todos los elementos juntos en un tazón. Sirva inmediatamente o refrigere, tapado, durante un máximo de 5 días.

POR CADA 1½ CUCHARADAS

carbohidratos: 0.5 gramo; Carbohidratos Netos: 0.5 gramo; fibra: 0 gramos; proteína: 0 gramos; grasa: 17 gramos; calorías: 152

FASES 1−4

ALIÑO DE SEMILLAS DE AMAPOLA

Este aliño resulta delicioso con las ensaladas de frutas.

TIEMPO DE PREPARACIÓN: 10 MINUTOS

RINDE ¾ DE TAZA

½ taza de crema agria

¼ de taza de crema espesa

2 cucharaditas de semillas de
 amapola

2 cucharaditas de cáscara de limón
 rallada

2 sobrecitos de un sustituto de
 azúcar

Bata juntos todos los ingredientes hasta que estén bien mezclados. Sirva inmediatamente o refrigere, tapado, durante 3 días.

POR CADA 3 CUCHARADAS

carbohidratos: 2.5 gramos; Carbohidratos Netos: 2.5 gramos; fibra: 0 gramos; proteína: 1.5 gramos; grasa: 12 gramos; calorías: 122

FASES 1–4

PANES Y PIZZAS

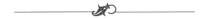

Pan de queso cheddar

Pan de tocino y pimienta

Pan de maíz Atkins

Muffins de ajonjolí y crema agria

Muffins de mantequilla y ron

Galletas de queso saladas

Migas de pan Atkins

Pizza blanca con bróculi

Pizza de verduras y salchichón

PAN DE QUESO CHEDDAR

Este pan, impregnado de suave cheddar, es rico y sustancioso.

TIEMPO DE PREPARACIÓN: 10 MINUTOS •
TIEMPO DE HORNEO: 25 MINUTOS
RINDE 1 HOGAZA (8 REBANADAS)

mantequilla para engrasar la
   bandeja de hornear la hogaza
⅓ de taza de harina de soya
   (disponible en tiendas de
   alimentos naturistas)
⅓ de taza de proteína de suero
   lácteo (disponible en tiendas de
   alimentos naturistas)

½ cucharadita de polvo de hornear
2 huevos grandes
2 cucharadas de crema agria
2 cucharadas de aceite de oliva
½ taza de queso cheddar rallado

1. Precaliente el horno a 375°F. Unte bastante mantequilla sobre una bandeja de hornear pan de 8 x 4 pulgadas.

2. Combine en un tazón la harina de soya, el suero lácteo y el polvo de hornear. Eche allí los huevos, la crema agria y el aceite de oliva, y mézclelos bien. Añada la mitad del queso cheddar.

3. Vierta la mezcla en la bandeja precalentada y espolvoree encima el cheddar restante. Hornee durante 25 minutos, o hasta que el probador de masas horneadas salga limpio. Sirva inmediatamente o deje que se refresque; luego, envuelva la masa en plástico de cocina y refrigere durante un máximo de 2 días, o congélela durante un máximo de 1 mes.

POR REBANADA
carbohidratos: 5 gramos; Carbohidratos Netos: 45. gramos; fibra: 0.5 gramos; proteína: 5 gramos; grasa: 8.5 gramos; calorías: 118

FASES 1–4

PAN DE TOCINO Y PIMIENTA

*S*irva *este apetitoso pan con huevos para el desayuno, o con ensalada de huevos, sobre una cama de lechuga, para un almuerzo ligero.*

TIEMPO DE PREPARACIÓN: 15 MINUTOS •
TIEMPO DE HORNEO: 25 MINUTOS
DA 1 HOGAZA (8 REBANADAS)

---

mantequilla para engrasar la bandeja de hornear la hogaza

⅓ de taza de harina de soya (disponible en las tiendas de alimentos naturistas)

⅓ de taza de proteína de suero lácteo (disponible en las tiendas de alimentos naturistas)

½ cucharadita de polvo de hornear

2 huevos grandes

2 cucharadas de crema agria

½ cucharadita de pimienta recién molida

3 lonjas de tocino, cocinado y desmenuzado

1. Caliente el horno a 375°F. Unte bastante mantequilla sobre una bandeja para hornear pan de 8 x 4 pulgadas.

2. Combine en un tazón la harina de soya, el suero lácteo y el polvo de hornear. Agregue los huevos, la crema agria y la pimienta, y mézclelos bien. Añada la mitad de los pedacitos de tocino.

3. Vierta la mezcla en la bandeja de hornear preparada y espolvoree por encima el resto del tocino. Hornee durante 25 minutos, o hasta que el probador de masas horneadas salga limpio. Sirva inmediatamente o deje que se refresque; luego, envuelva la masa en plástico de cocina y refrigere durante un máximo de 2 días, o congélela durante un máximo de 1 mes.

POR REBANADA
carbohidratos: 5.5 gramos; Carbohidratos Netos: 5 gramos; fibra: 0.5 gramo; proteína: 4 gramos; grasa: 4 gramos; calorías: 74

FASES 1−4

Pan de maíz de Atkins

Este "pan de maíz" no contiene harina de maíz, pero es un acompañamiento perfecto para el pollo frito o para un plato de cocido. El gluten de trigo da al pan su consistencia característica.

TIEMPO DE PREPARACIÓN: 10 MINUTOS •
TIEMPO DE COCCIÓN: 35 MINUTOS
DA 9 PORCIONES

½ taza de Atkins Quick Quisine™ Bake Mix

¼ de taza de gluten de trigo (disponible en las tiendas de alimentos naturistas)

3 huevos

1 taza de leche

4 onzas de queso jalapeño Jack, rallado

1 chipotle (variedad de ají o chile picante) en adobo, finamente picado (opcional)

⅓ de taza de aceite vegetal

1. Precaliente el horno a 450°F. Bata juntos el polvo de hornear, el gluten, los huevos y la leche. Añada el queso rallado y el chipotle, si lo usa.

2. Vierta el aceite en una bandeja de hornear cuadrada de 8 pulgadas y colóquela en la parrilla del medio del horno. Caliente durante 10 minutos, hasta que esté bien caliente. Vierta la mezcla allí y hornee durante 15 minutos.

3. Baje la temperatura a 350°F y cocine durante 20 minutos más, hasta que la masa se ponga oscurita por encima. Refresque el pan sobre una parrilla de metal antes de cortarlo en 9 cuadrados.

POR PORCIÓN
carbohidratos: 5 gramos; Carbohidratos Netos: 4.5 gramos; fibra: 0.5 gramos; proteína: 8 gramos; grasa: 15 gramos; calorías: 201

FASES 1–4

MUFFINS DE AJONJOLÍ Y CREMA AGRIA

*U*sted escoge: Unte mantequilla, queso crema o paté en estos deliciosos panecillos estilo muffin. Son un excelente acompañamiento para una sopa o una ensalada.

TIEMPO DE PREPARACIÓN: 10 MINUTOS •
TIEMPO DE HORNEO: 25 MINUTOS
RINDE 6 MUFFINS

mantequilla para engrasar los
   moldecitos de los muffins
½ taza de harina de soya
   (disponible en las tiendas de
   alimentos naturistas)
¼ de taza de semillas de ajonjolí
   molidas (disponible en las
   tiendas de alimentos naturistas)

2 huevos
3 cucharadas de crema agria
2 cucharadas de mantequilla,
   derretida
½ cucharadita de polvo de
   hornear

1. Precaliente el horno a 350°F. Unte bastante mantequilla en seis moldecitos para muffins de ½ taza.

2. Combine todos los ingredientes en el procesadora de alimentos de 2 a 3 minutos o hasta que se suavicen.

3. Divida la mezcla en cantidades iguales entre los moldecitos para muffins, llenando ¾ de cada uno. Hornee de 20 a 25 minutos, o hasta que el probador de masas horneadas salga limpio.

4. Deje que los panecillos descansen en los moldes durante 5 minutos; luego déles vuelta y déjelos caer sobre una parrilla de metal para que se refresquen completamente.

POR PORCIÓN
carbohidratos: 2.5 gramos; Carbohidratos Netos: 1.5 gramos; fibra: 1 gramo; proteína: 5 gramos; grasa: 10.5 gramos; calorías: 124

FASES 2–4

MUFFINS DE MANTEQUILLA Y RON

℮stos fragrantes panecillos harán de cualquier desayuno algo especial. También resultan fantásticos para el té de la tarde. Si desea muffins de arándano azul hechos en casa, agregue ¼ de taza de arándanos a la mezcla.

TIEMPO DE PREPARACIÓN: 15 MINUTOS •
TIEMPO DE HORNEO: 25 MINUTOS
DA 4 MUFFINS

mantequilla para engrasar los moldecitos de los muffins

¼ de taza de harina de soya (disponible en las tiendas de alimentos naturistas)

¼ de taza de semillas de ajonjolí molidas (disponible en las tiendas de alimentos naturistas)

¼ de taza de proteína de suero lácteo (disponible en las tiendas de alimentos naturistas)

2 huevos grandes

3 cucharadas de crema agria

1 cucharada de mantequilla, suavizada

1 cucharadita de ron

1½ sobrecitos de un sustituto de azúcar

½ cucharadita de extracto de vainilla

½ cucharadita de polvo de hornear

1. Precaliente el horno a 350°F. Unte bastante mantequilla en seis moldecitos para muffins de ½ taza.

2. Combine todos los ingredientes en una procesadora de alimentos y procese de 2 a 3 minutos o hasta que se suavicen.

3. Divida la mezcla en cantidades iguales entre los moldecitos para muffins, llenando ¾ de cada uno. Hornee de 20 a 25 minutos, o hasta que el probador de masas para hornear salga limpio.

4. Deje reposar los panecillos en sus moldes durante 5 minutos, y luego déjelos caer sobre una parrilla de metal para que se refresquen completamente.

POR PORCIÓN

carbohidratos: 10 gramos; Carbohidratos Netos: 8.5 gramos; fibra: 1.5 gramos; proteína: 8 gramos; grasa: 13 gramos; calorías: 193

FASES 2–4

Galletas de queso saladas

*E*stas ricas galletitas tienen la textura ideal para acompañar las sopas y las ensaladas.

TIEMPO DE PREPARACIÓN: 10 MINUTOS •
TIEMPO DE COCCIÓN: 18 MINUTOS
DA 6 PORCIONES

sustituto de grasa no adherente
para cocinar, en atomizador
(cooking spray)

¾ de taza de Atkins Quick
Quisine™ Bake Mix

4 cucharadas de mantequilla

2 claras de huevo

¼ de taza de semillas de girasol

⅓ de taza de queso parmesano
rallado

1 cucharada de zumo de limón

1 cucharada de cáscara de limón
rallada

¼ de cucharadita de sal

½ cucharadita de pimienta

⅓ de agua seltzer

1. Precaliente el horno a 375°F. Unte una bandeja de hornear con el sustituto de grasa para cocinar.

2. En un tazón, mezcle bien todos los ingredientes.

3. Deposite cucharadas rebosantes de la mezcla sobre la bandeja de hornear. Hornee durante 18 minutos o hasta que esté ligeramente dorada. Refresque en la bandeja durante 5 minutos y luego pase las "galletitas" a una parrilla de metal para que se enfríen completamente. Sirva inmediatamente, o guárdelas en un recipiente hermético durante un máximo de 3 días.

POR PORCIÓN

carbohidratos: 4.5 gramos; Carbohidratos Netos: 2.5 gramos; fibra: 2 gramos; proteína: 13.5 gramos; grasa: 14.5 gramos; calorías: 201

FASES 2–4

NOTA: Para hacer su propio sustituto de grasa para cocinar, llene una botellita rociadora con aceite de canola.

MIGAS DE PAN ATKINS

*P*ara empanizar cortes de carne, dar consistencia a las albóndigas y los rellenos de carne, y hacer bocadillos fritos, son indispensables las migas de pan con sabor. Prepare una hornada y congélela para tenerla a mano en cualquier momento.

TIEMPO DE PREPARACIÓN: 5 MINUTOS •
TIEMPO DE COCCIÓN: 15 MINUTOS
DA 6 PORCIONES

5 rebanadas de pan Atkins Bakery™ Ready-to-Eat Sliced White Bread (también hay de pan de centeno o Rye Bread), congelado

¼ de taza de queso parmesano rallado

1 cucharadita de condimento italiano (o una mezcla de orégano, albahaca y perejil)

¼ de cucharadita de sal kosher (aprobada por la ley judía)

¼ de cucharadita de pimienta

1. Precaliente el horno a 350°F.

2. Corte el pan congelado en cubos de una pulgada. Extiéndalos en una sola capa sobre una bandeja de hornear. Hornee durante 15 minutos, hasta que esté totalmente seco, pero sin que se torne oscuro.

3. En una procesadora de alimentos, convierta los cubos en finas migajas. Agregue el queso parmesano, el condimento italiano y la pimienta, y combínelos en la procesadora.

POR PORCIÓN

carbohidratos: 8 gramos; Carbohidratos Netos: 3 gramos; fibra: 5 gramos; proteína: 8 gramos; grasa: 1.5 gramos; calorías: 69

FASES 1–4

PIZZA BLANCA CON BRÓCULI

En realidad, no se emplea mucho tiempo para hacer esta receta, y usted puede dedicarse a otras actividades mientras crece la masa de la pizza. Esta era una favorita del doctor Atkins.

TIEMPO DE PREPARACIÓN: 30 MINUTOS •
TIEMPO DE COCCIÓN: 20 MINUTOS
TIEMPO DE CRECIMIENTO DE LA MASA: 1 HORA
DA 8 PORCIONES

1 caja (12.6 onzas) de Atkins
Quick & Easy™ Country White
Bread Mix
5 cucharadas de aceite de oliva
extra virgen
2 dientes de ajo, picaditos
2 tazas de flores de bróculi,
cocinadas

¾ de taza de queso ricota de leche
sin desgrasar
½ taza de queso mozzarella
rallado
2 cucharadas de queso parmesano
rallado
½ cucharadita de orégano seco

1. Combine en una fuente grande la mezcla de pan y la levadura incluida. Agregue 1½ taza de agua tibia y 3 cucharadas de aceite de oliva. Mezcle con una cuchara hasta formar una masa suave. Amásela durante 1 minuto. Déle forma de bola a la masa, cúbrala con plástico de cocina y póngala a hornear durante una hora, o hasta que la masa haya duplicado su tamaño.

2. Mientras la masa está creciendo, caliente 1 cucharada del aceite en una sartén grande a fuego medio. Cocine el ajo durante 30 segundos, hasta que comience a dorarse. Añada el bróculi y cocine durante 2 minutos, hasta que se haya calentado bien. Retire la sartén del calor y añada el queso ricota.

3. Precaliente el horno a 450°F.

4. Déle a la masa de pizza la forma de una circunferencia de 14 pulgadas y pásela a una parrilla de metal para hornear pizzas, o a una bandeja horadada para pizzas. Extienda la mezcla de bróculi sobre la masa y deje un borde de ½ pulgada. Corone la pizza con mozzarella y parmesano. Espolvoree con el orégano y la cucharada restante de aceite.

5. Hornee la pizza de 20 a 22 minutos, o hasta que esté esponjosa y agradablemente dorada. Sirva inmediatamente.

POR PORCIÓN

carbohidratos: 18.5 gramos; Carbohidratos Netos: 7.5 gramos; fibra: 11 gramos; proteína: 29 gramos; grasa: 13.5 gramos; calorías: 285

FASES 2−4

PIZZA DE VERDURAS Y SALCHICHÓN

*S*i *no le gusta el sabor característico del queso de cabra, use en su lugar queso cheddar o mozzarella.*

TIEMPO DE PREPARACIÓN: 30 MINUTOS •
TIEMPO DE COCCIÓN: 20 MINUTOS
TIEMPO DE CRECIMIENTO DE LA MASA: 1 HORA
DA 8 PORCIONES

1 caja (12.6 onzas) de Atkins
Quick & Easy™ Country
White Bread Mix

5 cucharadas de aceite de oliva
extra virgen

½ berenjena mediana, cortada en
rebanadas de ½ pulgada

1 cucharadita de sal

1 taza de salsa de tomate baja en
carbohidratos

1 taza de salchichón italiano
cocinado y desmoronado
(aproximadamente
4 salchichones)

½ pimiento morrón pequeño,
finamente rebanado

2 onzas de queso de cabra,
desmenuzado

¼ de taza de hojas de albahaca
fresca, picaditas

1. Combine en una fuente grande la mezcla de pan y la levadura incluida. Agregue 1½ taza de agua tibia y 3 cucharadas de aceite de oliva. Mezcle con una cuchara hasta formar una masa suave. Amásela durante 1 minuto. Déle forma de bola a la masa, cúbrala con plástico de cocina y póngala a hornear durante una hora, o hasta que la masa haya duplicado su tamaño.

2. Mientras la masa está creciendo, espolvoree con sal la berenjena y coloque ésta en un colador para que se escurra durante 30 minutos. Enjuáguela y déle golpecitos con un papel toalla para secarla.

3. Precaliente el horno a 450°F. Úntele las 2 cucharadas restantes de aceite de oliva a las rebanadas de berenjena, y coloque éstas en una sola capa sobre una bandeja de hornear no adherente. Hornee durante 10 minutos, dándoles vuelta una sola vez.

4. Déle a la masa de pizza la forma de una circunferencia de 14 pulgadas y pásela a una parrilla de metal para hornear pizzas, o a una bandeja horadada para pizzas. Extienda la salsa de tomate sobre la masa y deje un

borde de ½ pulgada. Corone la pizza con la berenjena, el salchichón, el pimiento y el queso de cabra. Extienda estos ingredientes tan cerca del borde como pueda.

5. Hornee la pizza de 20 a 22 minutos, o hasta que esté esponjosa y agradablemente dorada. Retírela del horno y espolvoréela con la albahaca. Sirva inmediatamente.

POR PORCIÓN

carbohidratos: 20 gramos; Carbohidratos Netos: 9 gramos; fibra: 11 gramos; proteína: 29 gramos; grasa: 15.5 gramos; calorías: 311

FASES 2–4

POSTRES

Crema de mantequilla de chocolate
Pastelitos Verónica con un beso de ron
Pastel de avellanas
Pasteles de fruta de fresa
Bizcocho de limón y ajonjolí
Pudín de natilla de coco
Zabaglione
Parfaits de vainilla y frambuesa
Biscotes de arándano y avellana
Galletitas de molde
Bayas con ganache de chocolate
Piña asada con helado y almendras

CREMA DE MANTEQUILLA DE CHOCOLATE

Esta aterciopelada crema de chocolate sabe riquísima, ya sea sola o con el Pastel de avellanas (página 199).

TIEMPO DE PREPARACIÓN: 5 MINUTOS •
TIEMPO DE COCCIÓN: 7 MINUTOS
RINDE 1 TAZA

4 yemas de huevo

2 cucharadas de coñac

½ cucharadita de extracto de vainilla

2 cucharadas de chocolate oscuro sin endulzar, finamente picado

4 sobrecitos de sustituto de azúcar

8 cucharadas de mantequilla sin sal, suavizada

1. Bata todos los ingredientes en una fuente grande con una mezcladora eléctrica durante 2 minutos.

2. Coloque la mezcla al baño María, a fuego lento, y cocine durante 7 minutos, revolviendo constantemente. Retire del fuego y sirva inmediatamente.

POR CADA 2 CUCHARADAS
carbohidratos: 1 gramo; Carbohidratos Netos: 1 gramo; fibra: 0 gramos; proteína: 1.5 gramos; grasa: 15 gramos; calorías: 153

FASES 1−4

PASTELITOS VERÓNICA CON
UN BESO DE RON

*¡*N*adie creerá que este postre puede ser parte de una dieta con control de carbohidratos! El ron le da un sabor fuerte que se complementa a la perfección con las bayas (moras) frescas.*

TIEMPO DE PREPARACIÓN: 10 MINUTOS
DA 4 PORCIONES

4 Muffins de mantequilla y ron (página 187), cortados a la mitad

4 cucharaditas de ron (no use licores sustitutos, que tienen mucha azúcar)

½ taza de crema espesa

1 sobrecito de sustituto de azúcar

¼ de taza de arándanos azules o frambuesas (o una combinación)

4 fresas grandes, cortadas a la mitad

4 ramitas de menta como adorno (opcional)

1. Rocíe las mitades de los panecillos con ron.

2. Con una mezcladora eléctrica a velocidad media, bata la crema y el sustituto de azúcar hasta que se formen suaves puntitas.

3. Unte la crema batida sobre las mitades de los muffins y corónelos con las frutillas.

4. Coloque dos mitades de pasteles en cada plato. Decore con una ramita de menta entre las mitades.

POR PORCIÓN
carbohidratos: 13.5 gramos; Carbohidratos Netos: 11.5 gramos; fibra: 2 gramos; proteína: 9 gramos; grasa: 24 gramos; calorías: 318

FASES 3 Y 4

PASTEL DE AVELLANAS

*E*ste pastel o bizcocho horneado de avellanas tiene un rico sabor y un delicioso aroma. Sírvalo con crema batida o Crema de mantequilla de chocolate (página 197).

TIEMPO DE PREPARACIÓN: 10 MINUTOS •
TIEMPO DE HORNEO: 25 MINUTOS
DA 4 PORCIONES

¾ de taza, más 2 cucharadas, de
    avellanas molidas, divididas
1 cucharada de proteína de suero
    lácteo (disponible en las tiendas
    de alimentos naturistas)
3 sobrecitos de un sustituto de
    azúcar

½ cucharada de polvo de hornear
2 huevos
1 cucharada de crema agria
mantequilla para engrasar la
    bandeja de hornear el pastel

1. Precaliente el horno a 350°F. En una fuente grande, combine ¾ de taza más 1 cucharada de avellanas, el suero lácteo, el sustituto de azúcar y el polvo de hornear. Con una mezcladora eléctrica, mezcle los huevos y la crema agria a velocidad media–alta durante aproximadamente 2 minutos, hasta que quede esponjoso.

2. Unte bastante mantequilla en una bandeja redonda de hornear de 8 pulgadas, y espolvoree la cucharada de avellanas restante sobre el fondo de la bandeja. Extienda la mezcla sobre la bandeja y empareje la parte superior.

3. Hornee durante 25 minutos, o hasta que el probador de masas horneadas salga limpio. Refresque la bandeja durante 10 minutos y luego déle vuelta sobre una parrilla de metal para que el pastel se enfríe totalmente. Corte en cuatro secciones y sirva.

POR PORCIÓN
carbohidratos: 5.5 gramos; Carbohidratos Netos: 4 gramos; fibra: 1.5 gramos; proteína: 6 gramos; grasa: 13.5 gramos; calorías: 159

FASES 2–4

PASTELES DE FRUTA DE FRESA

*E*ste es un postre maravilloso para el verano, cuando las fresas están en su mejor momento. A pesar de lo deliciosos que son, estos pastelitos saben aun mejor cuando se les pone encima crema batida endulzada con un sustituto de azúcar.

TIEMPO DE PREPARACIÓN: 10 MINUTOS •
TIEMPO DE HORNEO: 20 MINUTOS
DA 4 PORCIONES

1 taza de Atkins Quick Quisine™
   Bake Mix
1 cucharadita de polvo de hornear
¼ de cucharadita de sal
1 cucharada de sustituto de azúcar
   blanca
2 cucharadas de mantequilla sin sal

½ taza de crema espesa
½ taza de agua
2 tazas de fresas lavadas, sin el cáliz
   verde, picadas en tajaditas y
   endulzadas al gusto con un
   sustituto de azúcar

1. Precaliente el horno a 400°F. En un tazón mediano, combine la mezcla de hornear Atkins, el polvo de hornear, la sal y el sustituto de azúcar. Combine la mantequilla con la mezcla seca, mediante una mezcladora de pasteles o dos cuchillos, hasta que la mezcla tenga una consistencia áspera. Agregue la crema y el agua, y mezcla hasta formar una masa.

2. Divida la masa en cuatro partes iguales y déles forma de bolas. Coloque las bolas de masa sobre una bandeja de hornear sin engrasar y aplástelas ligeramente. Hornee durante 20 minutos, o hasta que se doren. Refresque a temperatura ambiente.

3. Rebane los pasteles a la mitad, horizontalmente. Con una cuchara, coloque ¼ de taza de las fresas en la mitad inferior y cubra con la otra mitad; corone cada pastel con ¼ de taza de fresas.

POR PORCIÓN
carbohidratos: 12.5 gramos; Carbohidratos Netos: 8 gramos; fibra: 4.5 gramos; proteína: 19 gramos; grasa: 20.5 gramos; calorías: 298

FASES 2–4

Bizcocho de limón y ajonjolí

*S*i usa crema espesa para añadirle sabor, convertirá el delicioso Atkins Quick Quisine™ Lemon Poppy Bake Mix en un riquísimo bizcocho. Coronado con fresas y crema batida, constituye un desayuno completo.

TIEMPO DE PREPARACIÓN: 10 MINUTOS •
TIEMPO DE COCCIÓN: 1 HORA
DA 12 PORCIONES

1 caja de 12 onzas de Atkins
   Quick Quisine™ Lemon Poppy
   Bake Mix
1 pinta (2 tazas) de crema espesa
2 sobrecitos de un sustituto de
   azúcar

1 cuarto de fresas frescas, sin el
   cáliz verde y picadas en tajaditas
8 cucharadas de almendras
   rebanadas y ligeramente tostadas

1. Prepare el bizcocho según las indicaciones para hacer pan que trae la caja, pero use ½ taza de crema espesa en lugar de ½ taza de agua (añada también el resto del agua). Hornee según se indica. Deje que se refresque por completo y divida la masa en 18 rebanadas (usted usará solamente 12 rebanadas para esta receta; congele el resto).

2. Bata las 1½ tazas restantes de crema espesa a velocidad media–alta, agregando el sustituto de azúcar, hasta que se formen puntitas suaves.

3. Corone cada rebanada de bizcocho con ¼ de taza de fresas, 2 cucharadas de crema batida y 2 cucharaditas de almendras.

POR PORCIÓN

carbohidratos: 16 gramos; Carbohidratos Netos: 8.5 gramos; fibra: 7.5 gramos; proteína: 15 gramos; grasa: 18 gramos; calorías: 265

FASES 3 Y 4

Pudín de natilla de coco

ℰste rico y cremoso pudín de coco recuerda al delicioso sabor acaramelado del butterscotch.

TIEMPO DE PREPARACIÓN: 5 MINUTOS •
TIEMPO DE COCCIÓN: 15 MINUTOS
DA 4 PORCIONES

1 lata (14 onzas) de leche de coco
   sin endulzar

½ taza de crema espesa

3 yemas de huevo

1 cucharada de extracto de butterscotch (una mezcla de vainilla,
   mantequilla y azúcar),
   o 1 cucharadita de extracto
   de coco

3 sobrecitos de un sustituto de
   azúcar

1. Combine la leche de coco y la crema espesa en una cacerola. Haga hervir la mezcla y luego reduzca el fuego a muy bajo.

2. Entretanto, mezcle y bata en una fuente las yemas de huevo, el extracto de *butterscotch* y el sustituto de azúcar.

3. Revolviendo constantemente, agregue la mezcla de huevos a la mezcla de crema, un poquito a la vez, hasta que se incorpore toda. Cocine a fuego muy lento, revolviendo constantemente, durante 5 minutos. Coloque la cacerola dentro de un recipiente grande (o dentro del fregadero) lleno de agua fría para que se refresque durante 5 minutos. Sirva a temperatura ambiente o frío.

POR PORCIÓN
carbohidratos: 5 gramos; Carbohidratos Netos: 4 gramos; fibra: 1 gramo; proteína: 4.5 gramos; grasa: 36 gramos; calorías: 355

FASES 1–4

Zabaglione

*E*sta suculenta natilla está impregnada de vino de marsala y lleva bayas *(moras) frescas como complemento. Es el cierre perfecto para una cena o un almuerzo. ¡Disfrútelo!*

TIEMPO DE PREPARACIÓN: 5 MINUTOS •
TIEMPO DE COCCIÓN: APROXIMADAMENTE 5 MINUTOS
DA 4 PORCIONES

8 yemas de huevo

3 sobrecitos de un sustituto de
   azúcar

½ taza de vino de marsala seco

4 fresas grandes maduras

½ taza de arándanos azules

1. Combine las yemas de huevo, el sustituto de azúcar y el marsala en una procesadora de alimentos, y procese a alta velocidad durante aproximadamente 15 segundos (no lo mezcle en exceso).

2. Vierta la mezcla en un recipiente doble para baño María y cocine cuidadosamente a fuego muy bajo, batiendo constantemente, durante aproximadamente 5 minutos, hasta que la mezcla se espese con la consistencia de la crema batida. (La natilla puede refrigerarse durante un máximo de 2 días; emulsifíquela en una batidora si se ha separado.)

3. Corte las fresas a lo largo en tajaditas, pero sin que se desprendan del extremo del tallo. Divida los arándanos entre 4 fuentecitas o entre 4 moldes pequeños *(ramekins)*. Vierta el zabaglione por encima. Abra cada fresa y colóquela encima de cada porción. Sirva inmediatamente.

POR PORCIÓN

carbohidratos: 8.5 gramos; Carbohidratos Netos: 7.5 gramos; fibra: 1 gramo; proteína: 3 gramos; grasa: 5 gramos; calorías: 123

FASES 2—4

Parfaits de vainilla y frambuesa

*E*stos parfaits lucen tan elegantes que sus invitados nunca se imaginarán cuán fáciles son de hacer.

TIEMPO DE PREPARACIÓN: 15 MINUTOS •
TIEMPO DE COCCIÓN: 5 MINUTOS
TIEMPO DE ENFRIAMIENTO: 20 MINUTOS
DA 4 PORCIONES

1 taza de crema espesa, dividida

½ taza de agua

½ taza de un sustituto de azúcar blanca

1 pizca de sal

1 huevo, ligeramente batido

1 cucharadita de extracto de vainilla

2 cucharaditas de espesador ThickenThin™ Not Starch (disponible en www.atkins.com)

2 tazas de frambuesas, lavadas

4 ramitas de menta fresca

1. En una cacerola pequeña, mezcle ½ taza de crema espesa y el agua. A fuego medio, haga hervir la mezcla y luego retírela del calor.

2. En la parte superior de un recipiente doble para baño María, a fuego medio–alto, combine el sustituto de azúcar, la sal y el huevo. Poco a poco, vaya batiendo allí la mezcla de crema y la vainilla. Cocine durante 5 minutos, revolviendo constantemente, hasta que la mezcla se pegue al dorso de una cuchara. Retire del fuego, incorpore allí el espesador y bátalo. Refrigere durante 20 minutos.

3. Entretanto, con una mezcladora eléctrica a velocidad media, bata la ½ taza restante de crema espesa hasta que se formen suaves puntitas. Revuelva ¼ de la crema batida en el pudín enfriado y luego eche el resto de la crema batida.

4. Sirva los parfaits en vasos altos transparentes, aunque también puede usar copas de vinos largas. Ponga una capa de ¼ de taza de pudín y

¼ de taza de frambuesas; repita. Corone cada uno con una ramita de menta fresca y sirva inmediatamente.

POR PORCIÓN
carbohidratos: 12 gramos; Carbohidratos Netos: 8 gramos; fibra: 4 gramos; proteína: 3.5 gramos; grasa: 23.5 gramos; calorías: 266

FASES 2−4

BISCOTES DE ARÁNDANO
Y AVELLANA

*L*as avellanas son una de las nueces favoritas de Europa. Los arándanos agrios son un toque de Estados Unidos, ¡lo que hacer de este un postre verdaderamente internacional!

TIEMPO DE PREPARACIÓN: 25 MINUTOS •
TIEMPO DE COCCIÓN: 40 MINUTOS
DA 40 BISCOTES

1½ tazas de avellanas tostadas y sin la piel: ½ taza finamente picada, 1 taza picada gruesa

1 taza de Atkins Quick Quisine™ Bake Mix

16 sobrecitos de un sustituto de azúcar

1 cucharadita de canela molida

¼ de cucharadita de sal

¼ de taza de crema agria

4 huevos, ligeramente batidos

1½ barras de mantequilla, a temperatura ambiente

⅓ de arándanos agrios secos

1. Precaliente el horno a 350°F. Mezcle y bata las avellanas finamente picadas, la mezcla de hornear, el sustituto de azúcar, la canela y la sal.

2. En una fuente mediana, mezcle la crema agria y los huevos.

3. En una fuente grande, usando una mezcladora eléctrica a velocidad media, bata la mantequilla durante 3 minutos, hasta que esté cremosa. Alternando, añada un poco de la mezcla seca y luego un poco de la mezcla cremosa a la mantequilla hasta que las haya añadido por completo. Revuelva los arándanos y las avellanas picadas gruesas.

4. Divida en dos la masa. Sobre bandejas de hornear sin engrasa, déle a cada mitad de masa la forma de la mitad de un tronco de madera, de 12 por 2½ pulgadas (mójese las manos si es necesario para impedir que la masa se pegue).

5. Hornee los bizcochos durante 25 minutos, hasta que casi estén firmes. Pase las bandejas a una parrilla de metal para que se refresquen durante 10 minutos. Baje la temperatura del horno a 325°F.

6. Con un cuchillo dentado, corte cuidadosamente los bizcochos transversalmente en rebanadas de ½ pulgada de ancho. Coloque las rebanadas sobre las bandejas de hornear. Hornee de 15 a 17 minutos, hasta que estén

consistentes y crujientes. Refresque los biscotes sobre las bandejas antes de guardarlos en un recipiente hermético.

POR CADA BISCOTE

carbohidratos: 2.5 gramos; Carbohidratos Netos: 1.5 gramos; fibra: 1 gramo; proteína: 1.5 gramos; grasa: 7.5 gramos; calorías: 89

FASES 2−4

GALLETITAS DE MOLDE

$\mathcal{E}$sta es una receta básica de galletitas y mi preferida para la temporada festiva. Las galletitas terminadas pueden recubrirse con mermelada sin azúcar o se pueden espolvorear con un sustituto de azúcar.

TIEMPO DE PREPARACIÓN: 20 MINUTOS •
TIEMPO DE ENFRIAMIENTO: 10 MINUTOS
TIEMPO DE HORNEO: 12 MINUTOS
DA 20 GALLETITAS

---

1 taza de Atkins Quick Quisine™ Bake Mix, y un poco más para los moldes

3 cucharadas de un sustituto de azúcar blanca

4 onzas de queso crema

2 cucharadas de mantequilla

2 cucharadas de crema agria

1 clara de huevo

1 cucharadita de extracto de vainilla

1. Precaliente el horno a 350°F. Coloque la parrilla en el centro del horno.

2. Combine con una mezcladora de pasteles la mezcla de hornear, el sustituto de azúcar, el queso crema y la mantequilla. Mezcle la crema agria, la clara de huevo y el extracto de vainilla. Agregue la primera mezcla a la mezcla de crema agria y combine bien ambas.

3. Extienda la masa entre dos hojas de envoltura plástica hasta que tenga ¼ de pulgada de ancho. Coloque la masa en el congelador durante 10 minutos, o hasta que esté firme.

4. Quite la capa superior de la envoltura de plástico. A medida que corta las galletitas en las formas que desee, antes de cada uso pase los moldes con que recorta las galletitas por el polvo de hornear adicional. Coloque las galletitas sobre una bandeja de hornear. Hornee de 11 a 12 minutos, hasta que estén doraditas y hechas. Coloque la bandeja sobre una parrilla de metal para que las galletitas se refresquen.

POR GALLETITA

carbohidratos: 1.5 gramos; Carbohidratos Netos: 1 gramo; fibra: 0.5 gramos; proteína: 4 gramos; grasa: 4 gramos; calorías: 58

FASES 1−4

BAYAS CON GANACHE DE CHOCOLATE

Ganache es, esencialmente, una mezcla de crema y chocolate, y es una de las cremas para postres más fáciles de preparar. En este receta, la vertí encima de bayas frescas.

TIEMPO DE PREPARACIÓN: 10 MINUTOS •
TIEMPO DE COCCIÓN: 5 MINUTOS
DA 4 PORCIONES

1½ barras de Atkins Endulge™
    Chocolate Candy Bars, partidas
    en pedazos
¼ de taza de crema espesa
½ cucharadita de extracto de
    vainilla

1 pinta (2 tazas) de fresas, lavadas y
    picadas en mitades.
½ taza de frambuesas, lavadas
½ taza de arándanos azules,
    lavados

1. En un recipiente doble para baño María, derrita las barras con la crema, revolviendo hasta que quede suave. Mezcle allí el extracto de vainilla. Deje que se refresque ligeramente.

2. Mezcle las bayas (moras) y divida entre cuatro platos para postre. Vierta el ganache sobre las frutillas.

POR PORCIÓN
carbohidratos: 11.5 gramos; Carbohidratos Netos: 7 gramos; fibra: 4.5 gramos;
proteína: 1.5 gramos; grasa: 10.5 gramos; calorías: 148

FASES 2–4

PIÑA ASADA CON HELADO
Y ALMENDRAS

*C*uando sienta deseos de comer un postre rápido, sencillo y sabroso, esta es una selección ideal.

TIEMPO DE PREPARACIÓN: 10 MINUTOS •
TIEMPO DE COCCIÓN: 10 MINUTOS
DA 4 PORCIONES

½ piña madura de tamaño
   mediano, pelada y sin el centro
4 cucharadas de mantequilla
   sin sal
4 cucharadas de un sustituto de
   azúcar blanca
1 cucharadita de canela molida

4 tazas de helado Atkins Endulge™
   Premium Ice Cream Cups, con
   sabor a vainilla
2 cucharadas de almendras
   picaditas y tostadas

1. Precaliente el asador del horno. Corte la piña en tajadas de 1 pulgada de grosor.

2. Derrita la mantequilla en una cacerola pequeña o un tazón resistente al microondas. Mezcle el sustituto del azúcar y la canela. Unte los anillos de piña con esa mezcla.

3. Ase la piña de 5 a 7 minutos por cada lado, hasta que quede agradablemente dorada. Corone cada porción con ½ taza de helado y con ½ cucharada de almendras.

POR PORCIÓN

carbohidratos: 15.5 gramos; Carbohidratos Netos: 14.5 gramos; fibra: 1 gramo; proteína: 4 gramos; grasa: 27.5 gramos; calorías: 318

FASES 3 Y 4

BEBIDAS

Superbatido de fresa

Batido de chocolate y frambuesa

Batido de bayas mixtas

Té de jengibre, melocotón y naranja

Granizado de melón dulce y lima
con hojas de menta

Refresco de lima y frambuesa

Mocha caliente con crema de almendra

SUPERBATIDO DE FRESA

*C*uando no tengo tiempo por la mañana, pero quiero empezar el día de manera adecuada, preparo este batido de crema y fruta. Es una manera deliciosa de comenzar la jornada.

TIEMPO DE PREPARACIÓN: 5 MINUTOS
DA 4 PORCIONES

---

12 fresas enteras

1 taza de Atkins Advantage™
   Strawberry Shake Mix

1 taza de crema espesa

2 cucharaditas de extracto de
   vainilla

3 tazas de agua fría

4 sobrecitos de un sustituto
   de azúcar

Coloque todos los ingredientes en la batidora y bátalos a alta velocidad hasta que estén suaves.

POR PORCIÓN

carbohidratos: 5.5 gramos; Carbohidratos Netos: 4.5 gramos; fibra: 1 gramo; proteína: 13.5 gramos; grasa: 26 gramos; calorías: 304

FASES 2−4

Batido de chocolate y frambuesa

Esta bebida de gusto decadente tiene el equilibrio justo de frutas de chocolate, una combinación clásica de sabores.

TIEMPO DE PREPARACIÓN: 10 MINUTOS
DA 6 PORCIONES

4 Atkins Endulge™ Premium Ice
  Cream Cups, con sabor a
  chocolate
1½ tazas de frambuesas
  congeladas, sin endulzar

1½ tazas de agua
¼ de taza polvo de cacao sin
  endulzar

Saque los helados de sus copas y colóquelos en la batidora junto al resto de los ingredientes. Hágalos puré hasta que estén suaves y esposos. Raspe los lados de la batidora y revuelva con una espátula para asegurarse de que el cacao se ha incorporado bien y que la consistencia es uniforme. Haga puré nuevamente, si es necesario.

POR PORCIÓN
carbohidratos: 22.5 gramos; Carbohidratos Netos: 18.5 gramos; fibra: 4 gramos; proteína: 3 gramos; grasa: 8 gramos; calorías: 158

FASES 3 Y 4

BATIDO DE BAYAS MIXTAS

Si no puede encontrar bayas (moras) mixtas congeladas en su supermercado, use la frutilla congelada que prefiera. El tofú le añade proteínas y textura a este batido de frutas.

TIEMPO DE PREPARACIÓN: 5 MINUTOS
DA 4 PORCIONES

---

2 bolsitas de té con sabor a moras

¾ de taza de agua hirviente

¾ de taza de jugo de arándano
  agrio licuado (ver Nota)

1 taza de moras mixtas congeladas
  sin endulzar

1 libra de tofú sedoso

½ taza de crema espesa

1 a 2 sobrecitos de un sustituto de
  azúcar

1. Coloque las bolsitas de té en un tazón a prueba de calor. Agregue el agua hirviendo y deje reposar de 4 a 6 minutos. Exprima el líquido de las bolsitas antes de desecharlas. Deje que se refresque.

2. En una batidora, haga puré con el té, el jugo de arándano, las moras mixtas, el tofú, la crema espesa y el sustituto de azúcar hasta que todo se suavice, raspando los lados de la batidora si es necesario.

POR PORCIÓN

carbohidratos: 13.5 gramos; Carbohidratos Netos: 12.5 gramos; fibra: 1 gramo; proteína: 9 gramos; grasa: 14 gramos; calorías: 211

FASES 3 Y 4

NOTA: El jugo licuado de arándano agrio está endulzado con Splenda®.

Té de jengibre, melocotón y naranja

*S*i no tiene jengibre fresco, puede usar en su lugar jengibre en polvo. Añada el jengibre en polvo en porciones de $1/8$ de cucharadita, probándole el gusto a medida que lo hace.

TIEMPO DE PREPARACIÓN: 5 MINUTOS •
TIEMPO DE COCCIÓN: 5 MINUTOS
DA 4 PORCIONES

4 bolsitas de té de melocotón
(durazno)

1 trozo de jengibre de 2 pulgadas cuadradas, finamente rebanado

2 cucharadas, más 2 cucharaditas, de sustituto de azúcar blanca

1 taza de agua hirviente

3 tazas de agua seltzer con sabor a mandarina

1. Coloque las bolsitas de té, el jengibre y el sustituto de azúcar en una jarra de servir a prueba de calor. Vierta en ella el agua hirviente y deje que los ingredientes hagan infusión de 4 a 6 minutos. Exprima el líquido de las bolsitas antes de desecharlas. Retire los trocitos de jengibre.

2. Deje que el té se refresque a temperatura ambiente, y luego añada el agua seltzer. Sirva en vasos altos.

POR PORCIÓN
carbohidratos: 0.5 gramo; Carbohidratos Netos: 0.5 gramo; fibra: 0 gramos;
proteína: 0 gramos; grasa: 0 gramos; calorías: 0

FASES 1−4

GRANIZADO DE MELÓN DULCE Y LIMA CON HOJAS DE MENTA

¡*Refrescante, sabroso y helado! Este versátil granizado también puede ser un postre para el verano.*

TIEMPO DE PREPARACIÓN: 10 MINUTOS
DA 4 PORCIONES

3 tazas de melón dulce (*honeydew*)
   picado en cubos
2 tazas de cubos de hielo
¼ de taza de hojas de menta fresca,
   y un poco más para adornar

¼ de taza de zumo de lima
2 cucharaditas de cáscara de lima
   rallada

Combine en una batidora la mitad del melón dulce, del hielo, de la menta, del zumo de lima y del polvo de cáscara de lima. Hágalos puré hasta que se forme el granizado. Vierta en dos vasos altos. Repita con la mitad restante de los ingredientes. Adorne con ramitas de menta y sirva inmediatamente.

POR PORCIÓN

carbohidratos: 13.5 gramos; Carbohidratos Netos: 12.5 gramos; fibra: 1 gramo; proteína: 1 gramo; grasa: 0 gramos; calorías: 51

FASES 3 Y 4

REFRESCO DE LIMA Y FRAMBUESA

*E*sta bebida le permite disfrutar de los sabores de frutas incluso en la fase de Inducción. Para lograr una linda presentación, adorne cada vaso con una delgada rodaja de lima.

TIEMPO DE PREPARACIÓN: 5 MINUTOS
DA 4 PORCIONES

---

4 bolsitas de té Red Zinger

2 cucharadas de un sustituto de
  azúcar blanca

2 cucharadas de zumo de lima

2 cucharaditas de cáscara de lima
  rallada

2 tazas de agua hirviente

2 tazas de agua seltzer con sabor a
  frambuesa

1. Coloque las bolsitas de té, el sustituto de azúcar, el zumo de lima y el polvo de cáscara de lima en una jarra de servir a prueba de calor. Vierta el agua hirviente en la jarra y deje que se haga la infusión de 4 a 6 minutos. Exprima el líquido de las bolsitas de té antes de desecharlas.

2. Refresque el té a temperatura ambiente y luego añada el agua seltzer. Cuélelo y sírvalo en vasos altos.

POR PORCIÓN

carbohidratos: 1 gramo; Carbohidratos Netos: 1 gramo; fibra: 0 gramos;
proteína: 0 gramos; grasa: 0 gramos; calorías: 3

FASES 1—4

MOCHA CALIENTE CON CREMA DE ALMENDRA

sta bebida caliente y reconfortante es aún más divina si usted sustituye parte del agua por crema espesa, lo que aumentará su contenido de carbohidratos.

TIEMPO DE PREPARACIÓN: 5 MINUTOS •
TIEMPO DE COCCIÓN: 5 MINUTOS
DA 4 PORCIONES

1 cucharada, más 1 cucharadita, de café instantáneo descafeinado

⅛ de cucharadita de sal

5 cucharaditas de polvo de cacao sin endulzar

⅓ de taza de un sustituto de azúcar blanca

4 tazas de agua hirviente, divididas

½ taza de crema espesa

¼ de cucharadita de extracto de almendra

¼ de cucharadita de extracto de vainilla

1. En una jarra, revuelva el café, la sal, el cacao y todo el sustituto de azúcar, excepto una cucharada, la cual separará. Lentamente, eche allí 1 taza de agua hirviente hasta que se forme una suave pasta. Vierte las restantes 3 tazas de agua hirviente y mezcle bien. Vierta en tazas grandes de café.

2. En una fuente, combine al crema, los extractos de almendra y vainilla, y la cucharada del sustituto de azúcar que había apartado. Bata con fuerza hasta que se formen puntitas suaves. Corone cada taza de café con un poquito de crema de almendras.

POR PORCIÓN
carbohidratos: 6 gramos; Carbohidratos Netos: 4 gramos; fibra: 2 gramos; proteína: 2 gramos; grasa: 12 gramos; calorías: 124

FASES 1–4

ALIMENTOS ACEPTABLES

La premisa de las cuatro fases del Enfoque Nutritivo de Atkins tiene dos facetas. Primero, usted reduce todos los carbohidratos y reduce su consumo a 20 gramos de Carbohidratos Netos al día para dar inicio a la pérdida de peso en la etapa de Inducción. En esa fase, sus carbohidratos provienen básicamente de las verduras de ensaladas y otros vegetales de bajo contenido glicémico. Entonces, mientras continua hacia la Pérdida de Peso Progresiva luego de un mínimo de dos semanas, añade gradualmente gramos de carbohidratos y reintroduce otros alimentos con carbohidratos. Cuando haya llegado a Mantenimiento de por Vida, usted deberá haber reintroducido casi todos los alimentos carbohidratados, excepto el azúcar, la harina blanqueada y los alimentos procesados. También habrá aumentado su consumo de carbohidratos a tantos gramos de Carbohidratos Netos como puede comer sin volver a subir de peso.

Nota: No todas las personas pueden reintroducir todos los alimentos en su dieta sin volver a subir de peso.

Alimentos aceptables durante la fase de Inducción

PROTEÍNAS

Usted puede comer amplias cantidades de los siguientes alimentos, lo que significa que deberá comer hasta que se sienta satisfactoriamente lleno, pero no repleto.

CARNES

Cerdo/Jamón/Tocino
Conejo
Cordero
Res

Ternera
Venado

Nota: Los alimentos procesados como el tocino, el jamón, la salchicha italiana (*pepperoni*), el salchichón italiano (*salami*), los perros calientes y otras carnes frías típicas del almuerzo, y hasta incluso algunos pescados, pudiesen haber sido curados con azúcar adicional, lo que podría aumentar su conteo de carbohidratos. Evite también las carnes fiambres que contienen nitratos. No consuma más de 4 onzas de carnes procedentes de órganos animales (como el hígado) al día. Evite los productos que no son exclusivamente carne (o pescado o ave), tales como la carne mechada o los alimentos empanizados.

AVES

Codorniz (y otras aves de caza)

Faisán

Gallinita de Cornuallo

Ganso

Pato

Pavo (guajolote)

Pollo

PESCADO (SE INCLUYE EL ENLATADO)

Aguja

Anchoas

Arenque

Atún

Bacalao

Bagre

Cría de bacalao

Lenguado

Pargo (huachinango)

Pescado blanco

Pez azul

Platija (rodaballo)

Rape (pez monje)

Róbalo (lobina)

Salmón

Sardinas

Trucha

CRUSTÁCEOS

Almejas

Calamares

Camarones

Cangrejo (jaiba)

Langosta

Langostino

Mejillones*

Ostiones*

Vieiras (callos)

*Las ostras y los mejillones contienen más cantidad de carbohidratos que otros crustáceos, así que limite su consumo a 4 onzas al día.

QUESOS†

Puede comer 3 o 4 onzas de quesos añejados duros, suaves y semisuaves, sin reducción de grasas, como:

Azul

Brie

Camembert

Cheddar

De cabra

Feta

Fontina

Gouda

Gruyère

Havarti

Jarlsburg

Monterey Jack

Mozzarella

Muenster

Parmesano

Provolone

Queso crema

Romano

Sardo

Suizo

†Todos los quesos tienen algunos carbohidratos, y eso hay que tenerlo más en cuenta que la cantidad que se consuma de ellos. Durante la Inducción, el consumo debe limitarse a 3 o 4 onzas al día. La regla aceptada es contar 1 onza de queso como 1 gramo de carbohidratos. El queso fresco, como el requesón (*cottage cheese*) y el queso granjero, es demasiado alto en carbohidratos para la Inducción. En esta fase no se permiten quesos de dieta, pastas de queso para untar ni quesos de suero lácteo. Las personas que tienen una infección de hongos, que son alérgicas a los productos lácteos o que tienen intolerancia al queso, deben evitarlo. No se permiten los productos de imitación de queso, excepto los quesos de soya o de arroz, pero chequee el contenido de carbohidratos.

SOYA

Leche de soya (sin endulzar)

Tempeh (torta de frijol de soya fermentado)

Tofú (cuajada de frijol de soya)

GRASAS Y ACEITES*

Aceite de ajonjolí

Aceite de canola

Aceite de cártamo (*safflower*)

Aceite de girasol

Aceite de linaza (*flaxseed*)

Aceite de maíz

Aceite de oliva

Aceite de pepa de uva (*grapeseed*)

Aceite de soya

Crema

Crema agria

Crema batida (sin endulzar)

Half-and-half

Mantequilla†

Mayonesa

*Los aceites que dicen en la etiqueta *cold–pressed* (extraído en frío) o *expeller–press* (extraído en prensa) son los que tienen más nutrientes. No cocine aceites poliinsaturados, tales como de maíz, de soya y de girasol, a altas temperaturas, ni permita que se oscurezcan o que humeen. No caliente el aceite de linaza.

†Evite la margarina, no debido a su contenido de carbohidratos, sino porque por lo general está hecha con grasos trans (aceites hidrogenados), los cuales son peligrosos para la salud. (Algunas margarinas no hidrogenadas pueden obtenerse en tiendas de alimentos naturistas y en supermercados selectos).

VERDURAS PARA ENSALADA

Acedera

Achicoria

Apio

Arugula

Berro

Brotes de alfalfa

Brotes de frijol

Champiñones (hongos)

Col

Col china

Daikon

Endibia

Escarola

Hinojo

Jícama

Lechuga

Pepino

Perejil

Pimientos (chiles, ajíes)

Rábano picante

Radicchio

Para el aliño de ensaladas, use el aceite que desea, además de vinagre o zumo de limón. Pueden usarse las marcas comerciales de aliños de ensalada con menos de 2 gramos de Carbohidratos Netos por porción. Se permiten pequeñas cantidades (menos de 1 cucharadita por porción) de vinagre balsámico.

ESPECIAS

Las especias secas granuladas se permiten, siempre y cuando no contengan azúcar. Si el paquete se refiere a "especias" sin especificar cuáles, además de las especias que usted desea, esas "especias" podrían contener azúcar, así que tenga cuidado.

Otros vegetales además de las verduras para ensalada

Durante la fase de Inducción, estos vegetales bajos en carbohidratos pueden reemplazar a 1 taza de ensalada

Acelga
Alubias (judías de vaina amarilla)
Berenjena
Bok choy
Bróculi
Brotes de bambú
Calabacín (chayote, *squash*) amarillo
Calabacín (chayote, *squash*) tipo espagueti
Calabacita (*zucchini*)
Calabaza
Castañas de agua
Cebollinos
Col
Colecitas de Bruselas
Col fermentada
Col rizada (*kale*, berza)
Coliflor
Colirrábano
Corazones de alcachofa
Corazones de palmito
Espárragos
Espinaca
Guisantes (chícharos, chicharitos)
Habichuelas verdes (ejotes, vainitas, frijolillos)
Hojas de berza
Hojas de diente de león
Hojas de remolacha tierna

Nabo (coyocho)
Puerro
Quimbombó (abelmosco)
Rabe del bróculi
Raíz de apio
Ruibarbo
Tomate

Hierbas y especias

Ajo
Albahaca
Cebollines
Cilantro
Eneldo
Estragón
Jengibre
Orégano
Pimienta
Pimienta de Cayena (chile picante)
Romero
Salvia
Tomillo

Adornos para ensaladas

Cebolla
Champiñones (hongos) salteados
Crema agria
Queso rallado
Tocino seco desmenuzado
Yema de huevo cocido finamente picada

Bebidas

Agua
Agua de manantial
Agua gaseada

Agua mineral

Agua seltzer con sabor (debe decir "sin calorías")

Bebidas de granos (por ejemplo, sustitutos que imitan el café) no se permiten

Café o té descafeinado*

Caldo claro (no todas las marcas; lea la etiqueta)

Crema, espesa o ligera (fíjese en el contenido de carbohidratos)

Té de hierbas

Té frío endulzado con Splenda®

*Las personas que sospechan que son dependientes de la cafeína deben evitarla, y las demás personas deben consumirla sólo en pequeñas cantidades (tal vez una taza al día).

Nota: Las bebidas alcohólicas no son parte de la fase de Inducción, pero las bebidas que son bajas en carbohidratos constituyen, con moderación, una alternativa para las fases más avanzadas del programa.

Si se consumen con moderación, los edulcorantes artificiales permiten que quienes están tratando de bajar de peso disfruten el sabor de los dulces.

La sucralosa (comercializada como Splenda®) es nuestro edulcorante favorito; es el único edulcorante hecho con azúcar. *No* aumenta la presión sanguínea y la Administración de Alimentos y Medicamentos lo aprobó en 1998 luego de examinar más de cien estudios. La sacarina (comercializada como Sweet'N Low), el ciclamato y el acesulfame–K también son aceptables.

Recuerde que cada paquete de un sustituto de azúcar contiene alrededor de 1 gramo de carbohidratos, el cual debe contarse.

Alimentos de categoría especial

Para variar su comida todos los días, usted puede comer de 10 a 20 aceitunas, medio aguacate (palta) pequeño, una onza de crema agria, o tres onzas de crema espesa sin endulzar, así como dos o tres cucharadas de zumo de limón o de lima. También podría comer una rebanada de pan Atkins Bakery™ Ready-to-Eat Sliced White Bread al día, y disfrutar de las barras y batidos de Atkins Advantage™ Bars and Shakes. Una mayor variedad de productos de la marca Atkins y de productos bajos en calorías puede añadirse en fases posteriores. (Tenga en cuenta que algunos de estos alimentos a veces retrasan la pérdida de peso en algunas personas y tal vez haya que evitarlos en las primeras dos semanas.) Asegúrese de contar estos carbohidratos.

Alimentos aceptables para la Pérdida de Peso Progresiva

En la segunda fase de Atkins, *la mayoría* de las personas pueden reintroducir los siguientes alimentos.

NUECES Y SEMILLAS*
Almendras
Avellanas
Coco
Macadamias
Nueces de Brasil
Nueces de nogal
Pacanas
Piñones

Pistachos (alfóncigos)
Semillas de ajonjolí
Semillas de calabaza
Semillas de girasol

* Si se queda en la etapa de Inducción más de dos semanas, usted puede volver a añadir nueces y semillas en su total diario de 20 gramos de Carbohidratos Netos.

QUESOS FRESCOS
De cabra
De cazuela
Granjero
Mascarpone
Requesón
Ricota

BAYAS
Arándanos agrios
Arándanos azules
Frambuesas
Fresas
Zarzamoras

Alimentos aceptables para el Pre-mantenimiento

En esta fase, la mayoría de las personas pueden volver a añadir los siguientes alimentos. Añada las categorías en el orden de esta lista e introduzca sólo un alimento nuevo a la vez.

PRODUCTOS LÁCTEOS
Leche sin desgrasar*
Yogur sin desgrasar, sin sabor*

NUECES DE SEMILLAS
Castañas†
Maní (cacahuete)*

Nuez de marañón (anacardo, acajú)

Nota: Las nueces de marañón son técnicamente una fruta y tienen más carbohidratos que otras nueces. El maní es, técnicamente, una legumbre, y también tiene más carbohidratos que otras nueces.

*Coma con moderación

†Coma muy poco

LEGUMBRES

Arvejas (guisantes), secas/partidas
Frijoles (habichuelas, judías)
  blancos
Frijoles (habichuelas, judías)
  colorados
Frijoles (habichuelas, judías) de
  carita*
Frijoles (habichuelas, judías)
  negros
Frijoles (habichuelas, judías)
  pintos*
Frijoles (habichuelas, judías) de
  soya
Garbanzos
Lentejas

FRUTAS QUE NO SON BAYAS

Albaricoque (damasco,
  chabacano)*
Banana†
Cerezas
Ciruela (cítara, jobillo, jobo)
Ciruelas pasas†
Jugo de toronja
Kiwi*
Mandarina
Mango*
Manzana
Melocotón (durazno)
Melón (cantalupo/melón de
  Castilla/melón chino, *crenshaw*,
  melón dulce)*
Naranja (china)
Nectarina (griñón, naranjilla)*

Papaya (fruta bomba, lechosa)*
Pasas†
Pera
Piña*
Sandía (melón de agua)*
Toronja (pomelo)
Uvas*

VEGETALES CON ALMIDÓN

Batata (ñame)*
Calabaza*
Camote (boniato, batata dulce)†
Chirivía (pastinaca)†
Cidrayote (bellota, nogal
  ceniciento, nogal de Cuba, etc.)
Guisantes (arvejas, chícharos)*
Maíz (elote)†
Malanga*
Papa (patata), blanca†
Remolacha (betabel, betarraga)*
Yuca*
Zanahoria*

GRANOS ENTEROS

Alforfón (alforjón, trigo
  sarraceno)*
Amaranto*
Avena
Cebada
Cereales, grano entero†
Couscous†
Pan, trigo integral/grano entero*
Pasta de trigo integral
Trigo bulgur*

*Coma con moderación

†Coma muy poco

ACERCA DEL ESTILO DE VIDA CON CONTROL DE CARBOHIDRATOS DE ATKINS

¿Le gustaría enterarse de los últimos avances, de las noticias sobre Atkins y de los productos que hacen más fácil que nunca comer y cocinar con control de carbohidratos?

Si disfrutó del *Libro de cocina de la nueva dieta rápida y fácil del Dr. Atkins* (Simon & Schuster) y quisiera aprender más, también le gustaría leer:

Dr. Atkins' New Diet Revolution (Avon). El éxito de ventas número 1 con que todo comenzó, ¡ahora revisado y actualizado! Incluye nuevos capítulos, nuevas recetas y sugerencias para dar un gran impulso a su pérdida de peso, además de todo lo que usted necesita saber para seguir este revolucionario programa de pérdida de peso.

Atkins for Life (St. Martin's Press). Una vez que usted haya alcanzado el peso que desea, o si aún le quedan unas cuantas libras que perder, este programa de Mantenimiento de por Vida le permitirá convertirse en una persona esbelta y saludable, y seguir siéndolo por siempre. Incluye 25 recetas y más de seis meses de planes de comida.

Dr. Atkins' New Carbohydrate Gram Counter (M. Evans). Esta edición, completamente actualizada y expandida, presenta el concepto de los Carbohidratos Netos, los únicos carbohidratos que debe contar cuando haga la dieta Atkins, una sección sobre comidas rápidas y muchos otros aspectos.

The Atkins Journal (M. Evans). Este diario de 120 días le ayuda a llevar cuenta de sus comidas y meriendas, y a seguir su pérdida de peso; además, trata de situaciones que usted podría enfrentar en su camino hacia su nueva personalidad. Incluye páginas semanales para apuntar el peso, evaluar su progreso y expresar por escrito sus sentimientos.

Dr. Atkins' Age-Defying Diet Revolution (St. Martin's Press). ¡Aliméntese bien y manténgase joven! Los treinta años de experiencia del doctor Atkins con la nutrición y los últimos avances científicos condujeron a este nuevo régimen para prolongar la juventud. ¡Mediante este sencillo programa usted puede desafiar su edad y prolongar su vida!

Dr. Atkins' Vita-Nutrient Solution (Simon & Schuster). Una guía totalizadora de más de 120 suplementos, incluidos minerales, vitaminas, antioxidantes, aminoácidos y hierbas. Un recurso indispensable para cualquier persona que busca un enfoque natural de la salud y el bienestar.

Atkins Nutritionals, Inc., produce una línea completa de alimentos e ingredientes alternativos bajos en carbohidratos. En la siguiente lista se encuentran muchos de ellos.

Atkins Advantage™ Shake Mix in Strawberry,* Chocolate, Vanilla and Cappuccino

Atkins Quick Quisine™ Bake Mix*

Atkins Quick Quisine™ Pancake & Waffle Mix*

Atkins Quick Quisine™ Lemon Poppy Bake Mix*

Atkins Quick Quisine™ Orange Cranberry Bake Mix

Atkins Quick Quisine™ Banana Nut Bake Mix

Atkins Quick Quisine™ Chocolate Chocolate Chip Bake Mix

Atkins Kitchen™ Quick & Easy Bread Mix in Country White,* Sourdough, and Caraway Rye

Atkins Bakery™ Ready-to-Eat Sliced Bread in White,* Rye, and Multigrain

Atkins Bakery™ Freeze N'Thaw Bread

Atkins Quick Quisine™ Sugar Free Pancake Syrup*

Atkins™ Sugar Free Syrup in Caramel, Raspberry, Chocolate, and Strawberry

Atkins Quick Quisine™ Ketch-A-Tomato*

Atkins Quick Quisine™ Barbeque Sauce*

Atkins Quick Quisine™ Steak Sauce

Atkins Quick Quisine™ Teriyaki Sauce

Atkins Quick Quisine™ Pasta Cuts in Penne,* Orzo, Spaghetti, Cut Fettuccine, and Fusilli

Atkins Quick Quisine™ Pasta Sides

*Usado en recetas de este libro

Atkins Endulge™ Chocolate Candy
Bars

Atkins Endulge™ Ice Cream*

Atkins Morning Start™ Bars

Atkins Morning Start™ Ready-to-
Eat Cereals

Atkins Bakery™ Bagels

Todos estos y otros productos
de Atkins pueden ordenarse a
www.atkins.com. Para
comerciantes de su área, vaya
al Localizador de Comerciantes
(Retail Locator) en el sitio
en Internet o llame al
1-800-2-ATKINS

*Usado en recetas de este libro

ACERCA DE LOS AUTORES

El doctor Robert C. Atkins fue el fundador y director médico del Centro Atkins de Medicina Complementaria (Atkins Center for Complementary Medicine) y fundador de la Fundación Dr. Robert C. Atkins. Graduado de la Universidad de Michigan en 1951, obtuvo su título en medicina de la Escuela de Medicina de la Universidad de Cornell en 1955, y se especializó en cardiología. Ejerció la medicina durante más de cuarenta años y escribió más de una docena de libros. Como líder en las áreas de medicina naturista y farmacología nutricional, se ganó una reputación internacional. Recibió el Premio del Logro de la Organización Mundial de Reconocimiento de Medicina Alternativa y fue el Hombre del Año de la Federación Nacional de Salud. Entre sus numerosas presentaciones en los medios de difusión, donde habló acerca de la dieta y la salud, estuvieron, entre otros, los programas *Larry King Live, Oprah, CBS This Morning* y *CNBC*. Muchas revistas y artículos de periódicos han presentado su trabajo, y también tuvo un programa de radio de difusión nacional. Durante muchos años el doctor Atkins fue editor de su propio folleto nacional mensual, *Dr. Atkins' Health Revelations* (Revelaciones de salud del Dr. Atkins), al cual siguió un folleto electrónico similar. El doctor Robert C. Atkins murió a causa de lesiones sufridas durante una caída en abril de 2003.

Veronica Atkins nació en Rusia y a duras penas logró evadir la masacre nazi durante la Segunda Guerra Mundial cuando escapó a Viena, donde vivió con su tía abuela. Desde entonces ha residido en siete países y ha aprendido a hablar con fluidez siete idiomas. Sus viajes a los sitios más lejanos le han dado un extenso conocimiento de la cocina internacional. La música también ha desempeñado un papel importante en su vida. Comenzó a cantar en Europa cuando era muy joven y actuó profesionalmente como cantante de ópera desde 1963 hasta 1976. Hoy día está involucrada activamente en extender el legado del doctor Atkins a través de la Fundación Dr. Robert C. Atkins. Ella también forma parte de la junta directiva de la Fundación para el Avance de la Medicina Innovadora. Su escenario actual es la cocina, donde crea y desarrolla deliciosas recetas bajas en carbohidratos.